看護補助実務マニュアル

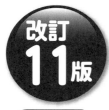

看護補助者のための
医療現場入門

千葉県民間病院協会看護管理者会 編

経営書院

改訂11版発刊にあたって

　千葉県民間病院協会看護管理者会では、1996年に「看護補助者のための医療現場入門」の初版を上梓しました。本書は、時代と共に内容を深め、今回で第11版目の発行となりました。

　病院が提供する医療は組織医療であり、質の高い医療を提供するためには医師をはじめとする専門職が協力して治療に当たるというチーム医療が求められています。その中で看護補助者の役割はとても大きく、看護職と互いに知識・技術を向上させながらより良いケアが実践できるように学び続けることが求められます。

　今後も皆様のご意見を伺いながら、より良い内容にしていきたいと思います。

　特に医療看護用語や医療看護用具については、看護補助者の方にとって、学びたい項目の一つということで載せています。なお、第9版目からは診療報酬を取得する（看護補助者夜勤加算等）に必要な教育も網羅されており、今回も2024年度診療報酬改定に対応したものとなっておりますので、是非、手に取って活用していただきたいと思います。

一般社団法人　千葉県民間病院協会

看護管理者会会長　伊藤　恵美

（公益財団法人日産厚生会　佐倉厚生園病院　看護部長）

＜執筆担当者一覧＞

- ・第1章　菊地　　薫（医療法人社団創造会　看護部門長）
- ・第2章　山本　喜昭（千葉県民間病院協会　事務局長）
- ・第3章　宗山　桂子（野　日　病　院　看護部長）
- ・第4章　竹内美佐子（千葉県民間病院協会　元　顧　問）
- ・第5章　青木　和代（九十九里ホーム病院　看護部長）
- ・第6章　纐纈真砂美（佐倉中央病院　看護部長）
- ・第7章　伊藤　恵美（佐倉厚生園病院　看護部長）
- ・第8章　中豊留美恵子（山之内病院　看護部長）
- ・第9章　菊地　　薫（医療法人社団創造会　看護部門長）
- ・第10章　牧田　京子（千葉県民間病院協会　元　顧　問）

（千葉県民間病院協会　看護管理者会）

一般社団法人　千葉県民間病院協会　看護管理者会

会　　長	伊藤　恵美	（佐倉厚生園病院　看護部長）
副 会 長	纐纈真砂美	（佐倉中央病院　看護部長）
〃	菊地　　薫	（医療法人社団創造会　看護部門長）
常任幹事	青木　和代	（九十九里ホーム病院　看護部長）
〃	分枝　一枝	（平山病院　看護部長）
〃	中豊留美恵子	（山之内病院　看護部長）
〃	鈴木小百合	（三枝病院　看護部長）
〃	宗山　桂子	（野田病院　看護部長）

CONTENTS

改訂11版発刊にあたって……………………………………………………… i

医療制度の概要及び病院の機能と組織の理解

第1章 看護補助者とチーム医療
～看護補助者の業務範囲と役割～ ………………………… 1

- ① チーム医療とは………………………………………………… 1
- ② 看護師と看護補助者との関係………………………………… 2
- ③ 「専門的な判断を必要としない業務」とは………………… 3
- ④ 看護補助者の業務……………………………………………… 4
- ⑤ 情報共有………………………………………………………… 5
- ⑥ より良い看護サービスを目指して…………………………… 5

医療チーム及び看護チームの一員としての看護補助業務の理解

第2章 看護補助業務と診療報酬による評価 ………………… 7

- ① 診療報酬による評価…………………………………………… 7
- ② 看護補助業務の評価…………………………………………… 12
  - （1） 看護補助加算
  - （2） 急性期看護補助体制加算
- ③ 看護補助者と院内研修………………………………………… 19
- ④ 医療チーム及び看護チームの一員として………………… 20
  - （1） 看護補助業務の業務範囲について
  - （2） 医療のコストにも関心を
- ⑤ 評価につながる看護レベルを………………………………… 22
- ⑥ 内容の充実した研修をめざそう……………………………… 23

看護補助者業務を遂行するための基礎的な知識・技術者

第3章 接遇 社会人として、病院職員として ………………… 28

- ① なぜ今、接遇なのか…………………………………………… 28
- ② 応対とは………………………………………………………… 29
- ③ よい応対をするためには……………………………………… 30
  - （1） 笑顔で応対していますか？

iii

⑵　言葉づかい

　　4　職場でのエチケット……………………………………………31

　　　⑴　あいさつ（挨拶）

　　　⑵　身だしなみ

　　5　病院で働く職員として………………………………………33

　　6　苦情への対応………………………………………………34

第4章　人のからだのつくりと働き…………………………35

　　1　食べること……………………………………………………35

　　　⑴　食べる

　　　⑵　胃

　　　⑶　小腸

　　　⑷　肝臓

　　2　排便……………………………………………………………37

　　　⑴　便の大半は水と食物繊維

　　　⑵　便の正しい出し方

　　　⑶　便秘

　　3　排尿……………………………………………………………38

　　　⑴　排尿はゴミ出しのため

　　　⑵　糸球体がゴミをろ過します

　　　⑶　膀胱は尿をためる場所です

　　　⑷　排泄処理の心得

　　4　息をすること…………………………………………………40

　　　⑴　呼吸

　　　⑵　吸った酸素を血液に取り込むには

　　　⑶　血液が酸素を運ぶ方法

　　5　熱き血潮の役割………………………………………………41

　　　⑴　心臓は疲れを知らないポンプ

　　　⑵　血管はしなやかなホース

　　　⑶　静脈は血液のストック場所

　　　⑷　血圧

　　　⑸　体温

　　6　体を動かす……………………………………………………42

- （1） 力を出し、体を支える筋肉
- （2） 自由に動かせる筋肉と勝手に動く筋肉
- （3） 廃用症候群の悪循環
- ⑦ **睡眠**···44
  - （1） 睡眠の質と深さ
  - （2） 睡眠はヒトのリズムの基本
  - （3） 夜間せん妄
- ⑧ **細胞について**···45
  - （1） 細胞
  - （2） 免疫の仕組み
  - （3） 炎症
  - （4） 褥瘡
- ⑨ **ホルモンについて**···46
- ⑩ **感覚について**···46
- ⑪ **脳について**···47
- ⑫ **女性・男性の特徴**···48

第5章 医療環境の整備 ·······································54

- ① 空調・換気··54
- ② 採光と照明··55
- ③ 騒音の防止··55
- ④ 病室内の清潔整頓と感覚的満足·······························56
- ⑤ ベッドメイキング··56
- ⑥ 清掃業務··57
- ⑦ プライバシーの確保··57
- ⑧ 安全性の確保··58

第6章 患者移送 ···60

- ① 寝返り動作編··60
- ② 起き上がり動作編··61
- ③ 立ち上がり（左患側とした場合）·····························62
- ④ ベッドから車椅子への移乗·····································64
- ⑤ 杖歩行··66

v

6 車椅子の介助方法···································68
7 ストレッチャーによる移動方法····················71

日常生活にかかわる業務
第7章 患者様の生活介護····························73

1 **食事の世話**······································73
　(1) 食事の意味
　(2) 食欲に影響するもの
　(3) 食事介助の基本
　(4) 食事の場所
　(5) 食事介助の手順
　(6) 経管栄養法

2 **口腔ケア**··80
　(1) 口腔ケアの意味
　(2) 口腔の仕組みと働き
　(3) 歯科の病気
　(4) 全身への影響
　(5) 口腔ケアの要点
　(6) 口腔ケアの体位について
　(7) 口腔ケアの具体的手技
　(8) 口腔ケア後
　(9) 嚥下体操：あいうべ体操

3 **たんの吸引等**···································87
　(1) たんの吸引と経管栄養

4 **排泄の世話**·····································87
　(1) 一般的な心得
　(2) 排泄の異常
　(3) 尿器便器の後かたづけ
　(4) オムツを使用する場合
　(5) オムツの替え方

5 **清潔の保持**·····································93
　(1) 清潔の保持のため
　(2) 入浴や清拭の目的

(3) 清拭の手順と注意

(4) 清拭の順番

(5) 衣服の着替え

6 **安楽な体位**……………………………………………………………98

(1) 安楽な体位の工夫

(2) 体位交換の利点

(3) 体位交換の手順と注意

(4) より良い生活介護を行う

守秘義務、個人情報の保護

第8章 個人情報保護法と守秘義務………………………… 103

1 **個人情報保護法**………………………………………………… 103

(1) 個人情報の保護に関する法律

(2) 個人情報保護法の改正

2 **守るべき4つの基本ルール**……………………………………… 104

(1) 個人情報の取得・利用

(2) 個人データの安全管理措置

(3) 個人データの第三者提供

(4) 保有個人データの開示請求

3 **匿名加工情報とは**……………………………………………… 106

4 **適用除外**……………………………………………………… 107

5 **個人データの漏えい等**…………………………………………… 107

6 **罰則**…………………………………………………………… 108

7 **医療と個人情報保護法**…………………………………………… 108

(1) 情報の収集・活用・提供

(2) 個人情報保護と守秘義務

(3) プライバシーポリシー

(4) プライバシー保護の限界

(5) 本人の同意を得る必要のないケース

(6) 法制定で医療は

vii

看護補助者業務における医療安全と感染防止等

第9章 安全対策 115

 ① 安全な医療とは 115
 ② 医療安全に関する用語 116
 ③ 医療安全に向けた取り組み 116
 ④ 医療事故の要因 117
 ⑤ ハインリッヒの法則 117
 ⑥ 「おかしいな」と思ったら声に出しましょう 118
 ⑦ 事故が起きてしまったら 118
 ⑧ 医療事故報告 119
 ⑨ 安全の文化は一日にして成らず 120

第10章 感染対策 121

 ① 院内感染に関連するもの 121
 ② 標準予防策（スタンダード・プリコーション）とは 121
 ③ 感染経路別対策（感染経路別対策は、標準予防策に加えて
 実施する） 122
  （1） 接触感染対策（MRSA、MDRP、ESBL、O-157、
   ノロウイルス、SARS、MERS、COVID-19）
  （2） 飛沫感染対策（インフルエンザウイルス、マイコプラズマ
   肺炎、風疹、流行性耳下腺炎：ムンプス、SARS、MERS、
   COVID-19）
  （3） エアロゾル感染とは
  （4） 空気感染対策（結核、麻疹、水痘）
  （5） 感染対策の具体的な方法
  （備考）濃厚接触者にならないためのポイント

付章 医療・看護用語集 133

医療・看護用語の略語 133
日常使われる看護用語 141
写真で見る医療・看護用具 144

viii

医療制度の概要及び病院の機能と組織の理解

第1章

看護補助者とチーム医療
～看護補助者の業務範囲と役割～

1 チーム医療とは

　日本人の平均寿命は年々延び、今や男女とも世界最高水準です。今後も高齢化の進展が見込まれ、それに伴い疾病構造の変化、患者背景の複雑化、医療の高度化など医療に求められるニーズは多様化しています。また、新型コロナウイルス感染症の世界的な流行により医療や介護を取り巻く環境は著しく変化していて、今まで以上に医療現場のチームワーク＝「チーム医療」が重要になっています。

　チーム医療とは、患者を中心として多職種がそれぞれの専門性を活かし互いに連携、補完し合い、安全で適切な医療を提供することを意味しています。そのチーム医療の一翼を担うのが看護師、准看護師、看護補助者であり、それら看護チームは多くの時間を患者の身近なところで支え続ける存在で、チーム医療のキーパーソンでもあります。

　看護職がその専門性を必要とする業務に専念するためにも、看護補助者の果たす役割には大きな期待が持たれています。

1

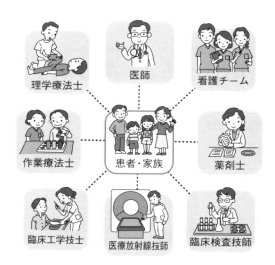

2 看護師と看護補助者との関係

　前に述べたような背景から、医療機関が患者に対して安全で適切な医療サービスを提供するためには、有資格者だけでは必ずしも十分でなく専門職をサポートする人たちの存在とその協力が不可欠とされています。看護チームも例外ではなく、看護職と看護補助者が適切な役割分担のもと、相互に協力し、補完し合ってはじめて適切で質の高い看護、医療サービスが提供できるのです。

　看護補助者は看護チームの一員として、看護師の指示のもと「専門的な判断を必要としない」看護補助業務を行い、患者の療養生活を共に支える役割を担っています。

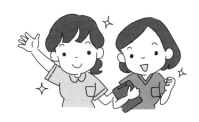

第1章　看護補助者とチーム医療

③ 「専門的な判断を必要としない業務」とは

　保健師助産師看護師法において「療養上の世話」と「診療の補助」は看護師の業務独占とされており、看護補助者が実施できる業務範囲は「療養上の世話」「診療の補助」に当たらない業務とされています。

　看護補助者が担当している業務の中で、患者の身の周りの世話をする場面はとても多いと思います。日常的に行っている清潔や排泄の援助と「療養上の世話」はどこが違うの？と思ってしまいますが、ここで言う「療養上の世話」とは患者が安全、安楽に療養生活を過ごすことができるよう援助することで、看護師の判断で実施されることを意味します。それらに該当しない場合が「専門的な判断を必要としない業務」になり、看護師が状況を「判断」した後、指示を受けて行う業務が看護補助者業務になります。

　もう少し詳しく説明すると・・・。

　看護補助者は医療や看護について専門的な教育を受けていないため、直接的なケアを提供するうえで患者の状態に応じたさまざまな判断をすることが出来ません。そのため看護師から患者個々の状態に応じた援助方法の指導や指示を受けて行う必要があります。

　例えば、全身清拭や更衣だけでも身体的な負担となり得る（リスクのある）患者のケアは、急な変化に対応できる専門的な知識、判断が求められます。これを「療養上の世話」と言います。

　看護補助者が直接ケアを実施する際は、看護師が患者の状態を把握、変化のリスクが少ない人やしっかり意思表示のできる人など対象となる患者を指定して指示を受け、安全なケアを行うことが大切です。

3

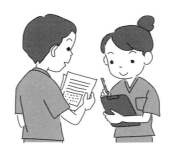

4 看護補助者の業務

　看護補助者が行う業務には、環境整備など患者と直接接しない「周辺業務」と患者と直接的に関わる「直接ケア」があります。

図1－1　「周辺業務」と「直接ケア」

周辺業務	直接ケア
・病床周辺の清掃や整頓など環境整備 ・ベッドメイキング、リネン類の管理 ・診療材料や書類等の整備、補充 ・器械、器具の準備と片付け ・検査のための検体の搬送 ・薬品の搬送	・食事介助や配膳、下膳など食事に関する業務 ・清拭、入浴介助など清潔に関する業務 ・おむつ交換やトイレの介助など排泄に関する業務 ・移送に関する業務 ※上記の項目は全て対象となる患者の状態などにより実施の可否が異なる

　「周辺業務」については直接対象となる患者に接しない業務であるため、その都度、看護師からの指示を受けなくても、業務マニュアルなどを作成し、手順を明文化して、週間業務やタイムスケジュールで進めることができます。

　「直接ケア」は看護師が患者の状態を把握したうえで、療養上の世話に当たらないと判断した場合に、看護師の指示のもと実施します。

5 情報共有

　看護チームが効果的に力を発揮するためには、情報の共有が重要になります。各施設により方法は違いますが、申し送りやチームカンファレンスなど、参加できる場面では積極的に情報を得ると良いでしょう。

　また、実施した業務について、状況に応じて報告を行うことも必要です。

　医療を提供する場での業務は、些細なことでも事故につながる可能性があります。看護補助者もチームの一員として安全で確実なケアを提供するため、業務に関して不明な点や困ったこと、疑問に思うことがあれば、そのままにせず上司や看護師に相談することも大切な仕事です。常に「報告・連絡・相談」を心がけましょう。

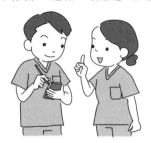

6 より良い看護サービスを目指して

　看護補助者には、未経験から始めた人もいれば、介護福祉士やヘルパーなどの資格を持っている人もいます。知識や技術に差があることは否めませんが、病気で苦しむ人に快適な療養生活を送っていただきたいという思いはみんな同じです。

　今、各医療機関では看護補助者がやりがいを持ち、不安なく業務に就くことができるよう、定期的な研修が行われています。経験の

ある人もない人も基本的な知識や技術を習得し、更に向上させ、看護職とともに安全で質の高い医療、看護サービスを目指しましょう。

（参考文献）
看護チームにおける看護師、準看護師及び看護補助者の業務のあり方に関するガイドライン及び活用ガイド　日本看護協会

医療チーム及び看護チームの一員としての看護補助業務の理解

第2章

看護補助業務と
診療報酬による評価

医療チーム及び看護チームの一員としての
看護補助業務の理解

1 診療報酬による評価

　平成 6 （1994）年 9 月までは、患者が負担し、病室で患者が自分
の世話を依頼していた家政婦と呼ばれる職種がありました。その
方々は「付き添い婦」として院内の病棟で看護の手助けをしていま
した。本来、看護は主に看護師、准看護師が行うはずのものですが、
日本では長年こうした院外の付き添い婦による看護が行われてきた
経緯があります。

　看護師が不足し、忙しくて患者への十分な看護サービスが行き届
かなかったという事情があったからということもありますし、看護
業務の負担軽減を図るといった側面も否定できません。

　しかし、患者の権利意識も次第に強くなり、患者が金銭を負担し、
付き添い婦を雇ってお世話してもらうのはおかしいという声があが
りはじめました。それに対応したのが平成 6 年に行われた付き添い
婦の廃止だったのです。看護は、病院の全責任のもとで行わなけれ
ばならないということになりました。

　その後、付き添い婦と病院が雇用契約を結び、病院の看護補助者
として業務を行うことも可能になりました。つまり、看護業務は全

面的に病院の医療従事者の手によって行われなければならないことになったのです。それ以後、看護補助者の業務が評価され、看護要員の一員として認められました。診療報酬点数による評価として、平成6年10月より看護補助加算が算定できるようになりました。

　看護補助加算は、主として慢性期病棟、すなわち、療養期間が長く、積極的な治療が必要というよりも、療養上のお世話を中心とする病棟の患者に対して算定できるようになりました。看護師や准看護師の指示によって、洗髪をしたり、爪を切ったり、身体を拭いたりといった業務が診療報酬による入院基本料への加算という形で認められたのです。

　当初、慢性期病院の入院基本料算定病院だけに認められていた看護補助加算は、看護補助者を雇用している急性期病院では算定できませんでした。急性期病院の高い入院基本料の根拠は、多く採用している看護師の人数に対する評価だったからです。しかし、全国的に慢性化している看護師不足状態にある多くの病院では、看護補助者の役割も重要でした。特に、7対1入院基本料、10対1入院基本料に該当する急性期病院の看護師の本来業務はとても忙しく、看護補助者の存在なしでは十分な看護サービスを提供することができなかったのです。

　そこで、平成22年度の診療報酬改定では、「急性期看護補助体制加算」として、一定の条件をクリアした場合にのみ、急性期病院に対しても看護補助者の業務を評価することになりました。そして、平成24年度、平成26年度の診療報酬改定においては、さらに細かく急性期病院における看護補助者の業務について評価をしています。さらに平成28年度の改定においては、看護職員と看護補助者の業務分担の推進が図られていて、その内容は、看護補助者のうち「主として事務的業務を実施する看護補助者」に該当する者を特定すると定

められています。その後、平成30年度の改定においては、医療従事者の働き方改革が示され、看護補助者においても業務の見直しを行い、看護チームの一員として積極的に関わることとされ、大幅な増点が認められています。

そして令和2年度改定では、看護職員の負担軽減、業務分担・協働の推進及び夜間における看護業務の負担軽減等の観点から、再度評価が引き上げられ、施設基準に関しても次の3点の見直しが行われました。

⑴　一般病棟の重症度、医療・看護必要度の評価方法の見直し

⑵　医療機関における業務の効率化・合理化を促進する観点から、看護補助者に係る院内研修の要件見直し

⑶　より柔軟な夜間における看護業務の負担軽減に資する管理業務を行えるよう、夜間看護体制加算における必要な項目内容の見直し

このような流れの中で、令和4年度においてはマイナス改定も影響し、業務負担軽減が一部追加された夜間看護体制加算を除いて、基本点数は据え置かれました。

しかし、施設基準では看護師長等が修了していることが望ましいとされている研修要件に加えて、全看護職員が看護補助者との協働に係る院内研修を年1回以上受講していることが望ましいという要件も追加されました。また、新たな評価として看護補助体制充実加算が新設されました。

なお、看護補助体制充実加算の施設基準は、以下のとおりです。

⑴　看護職員の負担軽減及び処遇の改善に資する十分な体制整備をしている。看護補助者に対する院内研修のうち、「日常生活にかかわる業務」については、看護補助者が行う業務内容ごとに業務範囲、実施手順、留意事項等について示した業務マニュ

9

アルを作成の上実施している。

(2)　看護師長等が所定の研修を修了していること、全看護職員が
　看護補助者との協働に係る院内研修を年1回以上受講している
　ことが必要とされた。ただし、内容に変更がない場合は、2年
　目以降の受講は省略できる。

看護職員の負担の軽減及び処遇の改善に資する体制の整備

ア　当該保険医療機関内に、看護職員の負担の軽減及び処遇の改善に関し、
　当該保険医療機関に勤務する看護職員の勤務状況を把握し、その改善の
　必要性等について提言するための責任者を配置する。

イ　当該保険医療機関内に、多職種からなる役割分担推進のための委員会
　又は会議を設置し、「看護職員の負担の軽減及び処遇の改善に資する計
　画」を作成する。当該委員会等は、当該計画の達成状況の評価を行う際、
　その他適宜必要に応じて開催している。なお、当該委員会等は、当該保
　険医療機関における労働安全衛生法第19条に規定する安全衛生委員会
　等、既存の委員会を活用することで差し支えない。

ウ　イの計画は、現状の勤務状況等を把握し、問題点を抽出した上で、具
　体的な取組み内容と目標達成年次等を含めた看護職員の負担の軽減及び
　処遇の改善に資する計画とする。また、当該計画を職員に対して周知徹
　底している。

エ　看護職員の負担の軽減及び処遇の改善に関する取組事項を当該保険医
　療機関内に掲示する等の方法で公開する。

　そして、令和6年度の改定では、主として直接ケアを担う看
護補助者を一定数配置している場合の評価が新設されるととも
に、看護職員・看護補助者の業務分担・協働を推進する観点か
ら、看護補助者の定着（勤続年数）や計画的な育成・能力評価
等の取組みへの一段高い評価が設けられました。また、身体拘
束の予防・最小化の取組みを促進する観点から、身体的拘束を
実施した日は低い評価を算定することとされました。

　主な変更点は、(1)令和4年度に新設された看護補助体制充実
加算が1・2になり、身体的拘束を実施した場合は、その理由

第 2 章 　 看護補助業務と診療報酬による評価

表 1

研修対象	研修内容
看護師長 （主任を含む）	所定の研修を修了していること（※ 注 1 ）
看護職員	全ての看護職員が、所定の研修を修了していること。 研修は、講義及び演習により、次の項目を行う研修であること。 ① 看護補助者との協働の必要性 ② 看護補助者の制度的な位置づけ ③ 看護補助者と協働する看護業務の基本的な考え方 ④ 看護補助者との協働のためのコミュニケーション ⑤ 自施設における看護補助者に係る規定及び運用
看護補助者	現行の研修内容のうち「日常生活にかかわる業務」について業務内容ごとに業務範囲、実施手順、留意事項等について示した業務マニュアルを作成し、それを用いて研修を実施すること。

（※ 注 1 ）
① 国、都道府県又は医療関係団体等が主催する研修であること（ 5 時間程度）
② 講義及び演習により、次の項目を行う研修であること
　（ア） 看護補助者の活用に関する制度等の概要
　（イ） 看護職員との連携と業務整理
　（ウ） 看護補助者の育成・研修・能力評価
　（エ） 看護補助者の雇用形態と処遇等

　によらず取組みを促進する観点から低い点数である 2 で算定する、(2)看護補助体制充実体制 1 については、①当該保険医療機関において 3 年以上の看護補助者としての勤務経験を有する看護補助者が、 5 割以上配置されている、②看護補助者に必要な能力を示し、育成・評価に活用されている、この 2 点が要件とされました。また、(3)重症度、医療・看護必要度の評価基準が見直され、該当患者割合の基準が変更されています。
それでは、次の項でそれらの評価点数を見ていきましょう。

11

2 看護補助業務の評価

(1) 看護補助加算

表2

看護補助加算（1日につき）	
看護補助加算1 （30対1）	**141点**
看護補助加算2 （50対1）	**116点**
看護補助加算3 （75対1）	**88点**
夜間75対1看護補助加算	入院した日から20日を限度に**55点**加算
看護補助体制充実加算1	**20点**
看護補助体制充実加算2	**5点**
夜間看護体制加算	入院初日に限り**176点**加算

　表2に示すように、看護補助加算には1、2、3があり、それぞれを算定するためには施設基準要件をクリアしなければなりません。その主な要件は、入院患者数に対する看護補助者数の割合、夜間看護補助業務の実施及び看護職員の負担の軽減及び処遇の改善を図るための看護業務の十分な体制があるかどうかによって定められています。

　また、看護補助加算1においては患者の状態を、重症度、医療・看護必要度にて評価して、一定の割合を超えていることも条件となっています。

表3　看護補助加算の施設基準

(1)　**看護補助加算1の施設基準**
　イ　当該病棟において、1日に看護補助を行う看護補助者の数は、常時、当該病棟の入院患者の数が30又はその端数を増すごとに1に相当する数以上であること。
　ロ　看護補助者の配置基準に主として事務的業務を行う看護補助者を含む場合は、1日に事務的業務を行う看護補助者の数は、常時、当該病棟の入院患者の数が200又はその端数を増すごとに1に相当する数以下であること。
　ハ　次のいずれかに該当すること。

第2章　看護補助業務と診療報酬による評価

① 地域一般入院料1若しくは地域一般入院料2を算定する病棟又は13対1入院基本料を算定する病棟にあっては、一般病棟用の重症度、医療・看護必要度Ⅰの基準を満たす患者を4分以上入院させる病棟であること。

② 診療内容に関するデータを適切に提出できる体制が整備された保険医療機関であって、地域一般入院料1若しくは地域一般入院料2を算定する病棟又は13対1入院基本料を算定する病棟にあっては、一般病棟用の重症度、医療・看護必要度Ⅱの基準を満たす患者を3分以上入院させる病棟であること。

③ 地域一般入院料3、15対1入院基本料、18対1入院基本料又は20対1入院基本料を算定する病棟であること。

ニ　看護職員の負担軽減及び処遇改善に資する体制が整備されていること。

(2) **看護補助加算2の施設基準**

イ　当該病棟において、1日に看護補助を行う看護補助者の数は、常時、当該病棟の入院患者の数が50又はその端数を増すごとに1に相当する数以上であること。

ロ　地域一般入院基本料、13対1入院基本料、15対1入院基本料、18対1入院基本料又は20対1入院基本料を算定する病棟であること。

ハ　(1)のロ及びニを満たすものであること。

(3) **看護補助加算3の施設基準**

イ　当該病棟において、1日に看護補助を行う看護補助者の数は、常時、当該病棟の入院患者の数が75又はその端数を増すごとに1に相当する数以上であること。

ロ　地域一般入院基本料、13対1入院基本料、15対1入院基本料、18対1入院基本料又は20対1入院基本料を算定する病棟であること。

ハ　(1)のロ及びニを満たすものであること。

(4) **夜間75対1看護補助加算の施設基準**

イ　当該病棟において、夜勤を行う看護補助者の数は、常時、当該病棟の入院患者の数が75又はその端数を増すごとに1に相当する数以上であること。

ロ　地域一般入院料1若しくは地域一般入院料2又は13対1入院基本料を算定する病棟であること。

(5) **夜間看護体制加算の施設基準**

イ　夜勤時間帯に看護補助者を配置していること。

ロ　夜間における看護業務の負担の軽減に資する十分な業務管理等の体制が整備されていること。

(6) **看護補助体制充実加算1の施設基準**

看護職員及び看護補助者の業務分担及び協働に資する十分な体制が整備

13

されていること。

(7) **看護補助体制充実加算2の施設基準**
　看護職員及び看護補助者の業務分担及び協働に資する体制が整備されていること。

　看護補助加算は、加算を算定できる当該病棟において、看護補助者の配置基準に応じて算定します。なお、当該病棟において必要最小数を超えて配置している看護職員について、看護補助者とみなして計算することができます。

　また、夜間看護加算、看護補助体制充実加算1・2は、療養生活上の支援が必要な患者が多い病棟において、看護要員の手厚い夜間配置を評価したものであり（みなし看護補助者は除く）、当該病棟における看護に当たって、次に掲げる身体的拘束を最小化する取組みを実施した上で算定します。

身体的拘束を最小化する取組み
ア　入院患者に対し、日頃より身体的拘束を必要としない状態となるよう環境を整える。
イ　身体的拘束を実施するかどうかは、職員個々の判断ではなく、当該患者に関わる医師、看護師等、当該患者に関わる複数の職員で検討する。
ウ　やむを得ず身体的拘束を実施する場合にあっても、当該患者の生命及び身体の保護に重点を置いた行動の制限であり、代替の方法が見いだされるまでの間のやむを得ない対応として行われるものであることから、可及的速やかに解除するよう努める。
エ　身体的拘束を実施するに当たっては、次の対応を行う。
　（イ）実施の必要性等のアセスメント
　（ロ）患者家族への説明と同意
　（ハ）身体的拘束の具体的行為や実施時間等の記録
　（ニ）二次的な身体障害の予防
　（ホ）身体的拘束の解除に向けた検討
オ　身体的拘束を実施した場合は、解除に向けた検討を少なくとも1日に1度は行う。なお、身体的拘束を実施することを避けるために、ウ及びエの対応をとらず家族等に対し付添を強要することがあってはならない。

第2章　看護補助業務と診療報酬による評価

　なお、夜間75対1看護補助加算は、夜勤の実際の評価であるため、みなし看護補助者ではなく、看護補助者の配置を夜勤時間帯に行っている場合にのみ算定可能です。また、看護補助体制充実加算は、看護職員の負担の軽減及び処遇の改善に資する十分な体制を評価するもので、理由の如何を問わず身体的拘束を実施した場合は2で算定します。

(2)　急性期看護補助体制加算

表4

急性期看護補助体制加算 （1日につき）	
25対1急性期看護補助体制加算（看護補助者5割以上）	240点
25対1急性期看護補助体制加算（看護補助者5割未満）	220点
50対1急性期看護補助体制加算	200点
75対1急性期看護補助体制加算	160点
夜間30対1急性期看護補助体制加算	125点
夜間50対1急性期看護補助体制加算	120点
夜間100対1急性期看護補助体制加算	105点
夜間看護体制加算	71点
看護補助体制充実加算1	20点
看護補助体制充実加算2	5点

　この加算は、急性期病院の評価として平成22年度の診療報酬改定によって新設された点数です。そして、平成26年度改定によって、前記表の「25対1急性期看護補助体制加算」が新設され、その後改定のたびに増点されてきました。令和6年度は、前述の(1)看護補助加算と同様、看護補助体制充実加算は加算が2つに別れ、身体拘束を実施した日は低い点数である看護補助体制充実加算2を算定することとされています。（令和7年6月1日から）

　これらの加算を算定するためには、施設基準要件を満たすとともに、患者一人ひとりについて、毎日、重症度、医療・看護必要度の評価を行う必要があり、一定の割合で該当する患者を入院させてい

15

かなければなりません。

　つまり、急性期病院であり、重症度、医療、看護必要度の高い患者が一定の割合で入院している病院において、その病院の看護補助者に対し、評価する点数を算定できるようにしているわけです。

　いずれの区分点数も入院日から１日につき14日間を限度として算定可能ですが、言い換えれば長期になった場合は算定できないということです。

　また、今回の改定では、主として直接患者に対し療養生活上のお世話をしている看護補助者を一定数配置している場合の評価が新設されました。しかもこの看護補助体制充実加算１においては算定する病院で３年以上の勤務経験を有する看護補助者を５割以上配置、看護補助者に必要な能力を示し、育成・評価に活用していることが要件にされました。今後は、勤務経験における研修も問われてくると思われます。

表5

夜間における看護業務の負担軽減に資する管理業務の項目
夜間急性期看護補助体制加算は、みなし看護補助者ではなく、看護補助者の配置を夜勤時間帯に行っている場合のみに算定可能で、次に掲げる夜間における看護業務の負担軽減に資する業務管理等に関する項目のうち、ア又はウを含む３項目以上を満たしていることが条件とされている。また、当該３項目以上にケが含まれることが望ましいとされ、当該加算を算定する病棟が２交代勤務又は変則２交代勤務を行う病棟のみで構成される保険医療機関である場合は、ア及びウからケまでのうち、ア又はウを含む３項目以上を満たしていることとされている。 　ア　当該病棟において、夜勤を含む交代制勤務に従事する看護要員の勤務時間終了時刻と直後の勤務開始時刻の間が11時間以上である。 　イ　３交代勤務又は変則３交代制勤務の病棟において、夜勤を含む交代制勤務に従事する看護要員の勤務開始時刻が、直近の勤務の開始時刻の概ね24時間後以降となる勤務編成である。 　ウ　当該病棟において、夜勤を含む交代制勤務に従事する看護要員の連続

16

第 2 章　看護補助業務と診療報酬による評価

して行う夜勤の数が 2 回以下である。
エ　当該病棟において、夜勤を含む交代制勤務に従事する看護要員の夜勤後の暦日の休日が確保されている。
オ　当該病棟において、夜勤時間帯の患者のニーズに対応できるよう、早出や遅出等の柔軟な勤務体制の工夫がなされている。
カ　当該保険医療機関において、所属部署以外の部署を一時的に支援するために、夜勤時間帯を含めた各部署の業務量を把握・調整するシステムが構築されており、かつ、部署間での業務標準化に取り組み、過去 1 年間に当該システムを夜勤時間帯に運用した実績がある。
キ　当該病棟において、みなし看護補助者を除いた看護補助者の比率が 5 割以上である
ク　当該保険医療機関において、夜勤時間帯を含めて開所している院内保育所を設置しており、夜勤を含む交代制勤務に従事する医療従事者の利用実績がある。
ケ　当該病棟において、ICT、AI、IoT 等の活用によって、看護要員の業務負担軽減を行っている。

なお、算定要件の施設基準は以下のようになっています。

表 6　急性期看護補助体制加算の施設基準

(1)　**25対 1 急性期看護補助体制加算（看護補助者 5 割以上）の施設基準**
イ　当該病棟において、1 日に看護補助を行う看護補助者の数は、常時、当該病棟の入院患者の数が25又はその端数を増すごとに 1 に相当する数以上であること。
ロ　看護補助者の配置基準に主として事務的業務を行う看護補助者を含む場合は、1 日に事務的業務を行う看護補助者の数は、常時、当該病棟の入院患者の数が200又はその端数を増すごとに 1 に相当する数以下であること。
ハ　当該病棟において、看護補助者の最小必要数の 5 割以上が当該保険医療機関に看護補助者として勤務している者であること。
ニ　急性期医療を担う病院であること。
ホ　急性期一般入院基本料又は特定機能病院入院基本料（一般病棟の場合に限る。）若しくは専門病院入院基本料の 7 対 1 入院基本料若しくは10対 1 入院基本料を算定する病棟であること。
ヘ　急性期一般入院料 6 を算定する病棟又は10対 1 入院基本料を算定する病棟にあっては、次のいずれかに該当すること。
①　一般病棟用の重症度、医療・看護必要度Ⅰの基準を満たす患者を 6

17

分以上入院させる病棟であること。
　　②　診療内容に関するデータを適切に提出できる体制が整備された保険医療機関であって、一般病棟用の重症度、医療・看護必要度Ⅱの基準を満たす患者を5分以上入院させる病棟であること。
　ト　看護職員の負担の軽減及び処遇の改善に資する体制が整備されていること。
⑵　**25対1急性期看護補助体制加算（看護補助者5割未満）の施設基準**
　　⑴のイ、ロ及びニからトまでを満たすものであること。
⑶　**50対1急性期看護補助体制加算の施設基準**
　イ　当該病棟において、1日に看護補助を行う看護補助者の数は、常時、当該病棟の入院患者の数が50又はその端数を増すごとに1に相当する数以上であること。
　ロ　⑴のロ及びニからトまでを満たすものであること。
⑷　**75対1急性期看護補助体制加算の施設基準**
　イ　当該病棟において、1日に看護補助を行う看護補助者の数は、常時、当該病棟の入院患者の数が75又はその端数を増すごとに1に相当する数以上であること。
　ロ　⑴のロ及びニからトまでを満たすものであること。
⑸　**夜間30対1急性期看護補助体制加算の施設基準**
　　当該病棟において、夜勤を行う看護補助者の数は、常時、当該病棟の入院患者の数が30又はその端数を増すごとに1に相当する数以上であること。
⑹　**夜間50対1急性期看護補助体制加算の施設基準**
　　当該病棟において、夜勤を行う看護補助者の数は、常時、当該病棟の入院患者の数が50又はその端数を増すごとに1に相当する数以上であること。
⑺　**夜間100対1急性期看護補助体制加算の施設基準**
　　当該病棟において、夜勤を行う看護補助者の数は、常時、当該病棟の入院患者の数が100又はその端数を増すごとに1に相当する数以上であること。
⑻　**夜間看護体制加算の施設基準**
　イ　夜勤時間帯に看護補助者を配置していること。
　ロ　夜間における看護業務の負担の軽減に資する十分な業務管理等の体制が整備されていること。
⑼　**看護補助体制充実加算1の施設基準**
　　看護職員及び看護補助者の業務分担及び協働に資する十分な体制が整備されていること。
⑽　**看護補助体制充実加算2の施設基準**
　　看護職員及び看護補助者の業務分担及び協働に資する体制が整備されていること。

第2章　看護補助業務と診療報酬による評価

夜間急性期看護補助体制加算（30対1、50対1、100対1）は、看護補助者が夜間における看護業務の補助体制を整備し、看護師と一緒に夜間勤務を行った場合に評価された点数です。さらに、急性期看護補助体制加算を算定するためには、看護師長等への所定の研修と急性期看護における適切な看護補助業務に関する院内研修が必須となっていることも理解し、自覚しておきましょう。

（注）療養病棟入院基本料の夜間看護他の加算点数については、本編では省略させていただきました。

③ 看護補助者と院内研修

看護補助者の加算を算定する病院については、看護補助業務に従事する看護補助者は、以下の基礎知識を習得できる内容を含む院内研修を年1回以上受講しなければならないことになっています。なお、アについては、内容に変更がない場合は、2回目以降の受講は省略しても差し支えないことになっています。

ア　医療制度の概要及び病院の機能と組織の理解

イ　医療チーム及び看護チームの一員としての看護補助業務の理解

ウ　看護補助業務を遂行するための基礎的な知識・技術

エ　日常生活にかかわる業務

オ　守秘義務、個人情報の保護

カ　看護補助業務における医療安全と感染防止　等

また、エについては、急性期看護補助体制加算を算定する場合、看護補助者が行う業務内容ごとに業務範囲、実施手順、留意事項等について示した業務マニュアルを作成し、当該マニュアルを用いた院内研修を実施していることとされています。

なお、②看護補助業務の評価の項では触れませんでしたが、療養

19

病棟入院基本料の加算である看護補助体制充実加算1・2では、以下の研修が求められています。

ア　国、都道府県及び医療関係団体等が主催する研修である（12時間程度）

イ　講義及び演習により、次の項目を行う研修である

（イ）直接患者に対し療養生活上の世話を行うことに伴う医療安全

（ロ）直接患者に対し療養生活上の世話を行うために必要な患者・家族等とのコミュニケーション

（ハ）療養生活上の世話に関する具体的な業務（食事、清潔、排泄、入浴、移動等に関する各内容を含む）

④ 医療チーム及び看護チームの一員として

　病院が提供する医療は組織医療であり、質の高い医療を提供するためには医師をはじめとする薬剤師、看護職、理学療法士、臨床検査技師、診療放射線技師、ソーシャルワーカー等の異なる専門職種が協力して治療に当たることが必要で、それをチーム医療による対応としています。看護補助者は国家資格ではありませんが、看護職チームの一員として役割分担を果たすことを求められています。看護職でなくともできることについての理解を深め、看護職と知識を共有することが必要です。

（注）介護福祉士は国家資格。

⑴　看護補助業務の業務範囲について

　看護補助業務の範囲は、平成6年の診療報酬改定で示された「新看護体系」によれば、「看護補助者は、看護師長および看護職員の指導の下に、原則として療養生活上の世話（食事、清潔、排泄、入浴、移動など）のほか、病室内の環境整備、ベッドメイキング、看護用

20

第 2 章　看護補助業務と診療報酬による評価

品および消耗品の整理整頓などの業務を行う」とあります。上記業務のそれぞれについて基礎的な知識、技術の習得が必要となります。看護補助者としての取り組みが最も必要とされる項目です。そして、平成28年度改定によって看護職員と看護補助者の業務分担が推進され、「主として事務的業務を実施する看護補助者」として勤務時間数が５割以上事務的業務を占める看護補助者も認められることになりました。これは、看護業務の負担軽減が背景にあることを理解すべきです。事務的業務に従事する看護補助者も看護補助者の人員としてカウントできるということです。もちろん事務的業務だけでなく、他の病棟業務を行っても病棟における勤務時間を算入するということです。

　看護業務は法律によって「診療の補助と療養上の世話」が本来の業務です。看護補助者が看護職と共に担うのは療養上の世話であり、具体的には食事・排泄の世話、清潔保持、寝具、ねまきのみだしなみなどです。いわば患者の生活介護に関する仕事です。昨今は高齢の患者が急増しており、看護業務は高齢者への対応でますます困難を増しています。どうすればもっと質の高いお世話が提供できるか、看護補助者ともども問われているといえます。

　逆にいうと、患者の生活介護に関する業務は看護補助者の本来業務といえるのではないでしょうか。その中では、食事の世話、口腔ケア、排泄の世話、清潔保持、体位交換等の技術の習得は看護補助者の必須のものといえます。定期的、継続的に技術の習得に努めるべきではないでしょうか。

　看護補助者は、看護チームの一員であることを理解しなければいけません。その働きがなければ質の高い看護サービスが提供できないことを知るべきです。

　看護チームの一員としてどう役割を分担していくか。看護補助者

21

のレベルアップを図るにあたって大事なのは、看護職との役割分担です。看護職でなくてもできること、それをどのように具体化していくか。それが問われるのではないでしょうか。通知資料は、平成19年医政発第12280001号通知「医師及び医療関係職と事務職員等との間等での役割分担の推進」です（25頁参照）。看護補助者も、看護チームの一員、医療チームの一員として役割分担を果たすことが望まれていることを再確認しておきましょう。

⑵　医療のコストにも関心を

　病院は、患者の生命を救うことを最大の使命としています。お金よりも生命優先であることはいうまでもありません。しかし、医療費の財源は無尽蔵ではありません。これまで長い間、医療費は抑制されてきました。46兆円を超える国の医療費を考えれば納得できる一面はあります。しかし、その結果何が起きたのでしょうか。地域医療の崩壊、医師不足、慢性的な看護師不足です…。これが国民の求めている医療なのでしょうか。

　公的医療保険制度を維持していくにはお金がかかります。国の借金が1,200兆円を超える現在、どれだけお金をかけてもいいとはいえませんが、国民の負担がどこまで許されるのか、私たちも医療のコストに無関心であってはならないと思います。そのためにも、効率の良い、無駄のない医療費のあり方について、看護補助者としての立場からも考えていく必要があるのではないでしょうか。みんながみんなで出し合っている保険料等によってまかなわれている医療費のあり方について考える、今まさにそんな時代が到来しているといえないでしょうか。

⑤　評価につながる看護レベルを

　看護補助者という職種が評価された以上、その技術の向上を図る

第2章　看護補助業務と診療報酬による評価

のは当然であり、その教育は看護部の役割です。つまり、看護業務の評価には看護補助業務をも含むわけで、そう認識すべき時代になってきたということです。そして看護補助業務は、今後ますます看護職員とのタスクシフトにより業務量の増大が見込まれます。

　当然、看護職員のみならず、看護レベルの評価は看護補助者のレベルアップを伴うものでなければなりません。「看護補助加算」「急性期看護補助体制加算」等の取得は施設基準の遵守が求められるだけでなく、背景に看護レベルの評価につながることでなくてはならないのです。多忙を極める看護業務の合間に、看護補助者の教育・育成に努めることは至難のことですが、年に1回以上の院内研修が必須であることから、教育・育成の場として自院独自の院内研修を構築していきましょう。

⑥ 内容の充実した研修をめざそう

　平成6年10月の「新看護体系」による付き添い看護の廃止以来、30年近くが経過しました。患者負担の付き添い婦による看護業務と比較してみれば隔世の感がします。患者負担による付き添い婦看護と現在はチーム医療の一員としての看護補助者です。この差は大きいといえます。

　医療の質の向上がうたわれてきた1980年代から今日に至るまで、さまざまな施策や制度改革が試みられてきました。今後もこの傾向は続くものと思われます。国民が医療や看護に何を望むのか。そのニーズに医療者も応えることが求められています。今改定における急性期看護補助体制加算の看護補助体制充実加算1等は、看護職員および看護補助者の業務分担および協働に資する十分な体制が整備されていることとされました。診療報酬改定のたびに増え続けるこれらの看護補助者に関連した点数の算定は、病院収入として見逃す

23

ことのできない、大きなものとなっています。看護補助者には基礎知識や技術を含め、さまざまな経験と能力および定着化が求められるようになりました。そのために院内研修が欠かせないこと、これらの施策は患者が看護職に求めていることであるということを理解しましょう。それゆえ、看護レベルの評価は看護補助者の教育・研修による部分が大きくなってきているといえます。内容の充実した看護補助者の研修が望まれる理由です。

第2章　看護補助業務と診療報酬による評価

資料（通知）

6．医師及び医療関係職と事務職員等との間等での役割分担の推進について
　（通知）

医政発第1228001号
平成19年12月28日

各都道府県知事　殿

厚生労働省医政局長

医師及び医療関係職と事務職員等との間等での役割分担の推進について

　近年、医師の業務については、病院に勤務する若年・中堅層の医師を中心に
極めて厳しい勤務環境に置かれているが、その要因の一つとして、医師でなく
ても対応可能な業務までも医師が行っている現状があるとの指摘がなされてい
るところである。また、看護師等の医療関係職については、その専門性を発揮
できていないとの指摘もなされている。
　良質な医療を継続的に提供していくためには、各医療機関に勤務する医師、
看護師等の医療関係職、事務職員等が互いに過重な負担がかからないよう、医
師法（昭和23年法律第201号）等の医療関係法令により各職種に認められている
業務範囲の中で、各医療機関の実情に応じて、関係職種間で適切に役割分担を
図り、業務を行っていくことが重要である。
　このため、今般、医師等でなくても対応可能な業務等について下記のとおり
整理したので、貴職におかれては、その内容について御了知の上、各医療機関
において効率的な業務運営がなされるよう、貴管内の保健所設置市、特別区、
医療機関、関係団体等に周知方願いたい。
　なお、今後も、各医療機関からの要望や実態を踏まえ、医師、看護師等の医
療関係職、事務職員等の間での役割分担の具体例について、適宜検討を行う予
定であることを申し添える。

記

１．基本的考え方
　各医療機関においては、良質な医療を継続的に提供するという基本的考え方
の下、医師、看護師等の医療関係職の医療の専門職種が専門性を必要とする業
務に専念することにより、効率的な業務運営がなされるよう、適切な人員配置

25

の在り方や、医師、看護師等の医療関係職、事務職員等の間での適切な役割分担がなされるべきである。

　以下では、関係職種間の役割分担の一例を示しているが、実際に各医療機関において適切な役割分担の検討を進めるに当たっては、まずは当該医療機関における実情（医師、看護師等の医療関係職、事務職員等の役割分担の現状や業務量、知識・技能等）を十分に把握し、各業務における管理者及び担当者間においての責任の所在を明確化した上で、安全・安心な医療を提供するために必要な医師の事前の指示、直接指示のあり方を含め具体的な連携・協力方法を決定し、関係職種間での役割分担を進めることにより、良質な医療の提供はもとより、快適な職場環境の形成や効率的な業務運営の実施に努められたい。

２．役割分担の具体例
　(1) 医師、看護師等の医療関係職と事務職員等との役割分担
　　　１）書類作成等
　　　　　書類作成等に係る事務については、例えば、診断書や診療録のように医師の診察等を経た上で作成される書類は、基本的に医師が記載することが想定されている。しかしながら、①から③（省略）に示すとおり、一定の条件の下で、医師に代わって事務職員が記載等を代行することも可能である。
　　　　　ただし、医師や看護師等の医療関係職については、法律において、守秘義務が規定されていることを踏まえ、書類作成における記載等を代行する事務職員については、雇用契約において同趣旨の規定を設けるなど個人情報の取り扱いについては十分留意するとともに、医療の質の低下を招かないためにも、関係する業務について一定の知識を有した者が行うことが望ましい。
　　　　　他方、各医療機関内で行われる各種会議等の用に供するための資料の作成など、必ずしも医師や看護師等の医療関係職の判断を必要としない書類作成等に係る事務についても、医師や看護師等の医療関係職が行っていることが医療現場における効率的な運用を妨げているという指摘がなされている。これらの事務について、事務職員の積極的な活用を図り、医師や看護師等の医療関係職を本来の業務に集中させることで医師や看護師等の医療関係職の負担の軽減が可能となる。

　　　２）ベッドメイキング
　　　　　保健師助産師看護師法（昭和23年法律第203号）第５条に規定する療養上の世話の範疇に属さない退院後の患者の空きのベッド及び離床可能な患者のベッドに係るベッドメイキングについては、「ベッドメイキングの業務委託について（回答）」（平成12年11月７日付け医政看発第37号・医政経発第77号。以下「業務委託通知」という。）において示していると

おり、看護師及び准看護師（以下「看護職員」という。）以外が行うことができるものであり、業者等に業務委託することも可能である。

　　ただし、入院患者の状態は常に変化しているので、業務委託でベッドメイキングを行う場合は、業務委託通知において示しているとおり、病院の管理体制の中で、看護師等が関与している委託するベッドの選定を行うなど、病棟管理上遺漏のないよう十分留意されたい。

3）院内の物品の運搬・補充、患者の検査室等への移送

　　滅菌器材、衛生材料、書類、検体の運搬・補充については、専門性を要する業務に携わるべき医師や看護師等の医療関係職が調達に動くことは、医療の質や量の低下を招き、特に夜間については、病棟等の管理が手薄になるため、その運搬・補充については、看護補助者等の活用や院内の物品運搬のシステムを整備することで、看護師等の医療関係職の業務負担の軽減に資することが可能となる。その際には、院内で手順書等を作成し、業務が円滑に行えるよう徹底する等留意が必要である。

　　また、患者の検査室等への移送についても同様、医師や看護師等の医療関係職が行っている場合も指摘されているが、患者の状態を踏まえ総合的に判断した上で事務職員や看護補助者を活用することは可能である。

4）その他

　　診療報酬請求書の作成、書類や伝票類の整理、医療上の判断が必要でない電話対応、各種検査の予約等に係る事務や検査結果の伝票、画像診断フィルム等の整理、検査室等への患者の案内、入院時の案内（オリエンテーション）、入院患者に対する食事の配膳、受付や診断録の準備等についても、医師や看護師等の医療関係職が行っている場合があるという指摘がなされている。事務職員や看護補助者の積極的な活用を図り、専門性の高い業務に医師や看護師等の医療関係職を集中させることが、医師や看護師等の医療関係職の負担を軽減する観点からも望ましいと考えられる。

　　また、個人情報の保護に関する法律（平成15年法律第57号）の遵守等、事務職員の適切な個人情報の取り扱いについて十分留意されたい。

看護補助者業務を遂行するための基礎的な知識・技術者

第3章

接　遇
社会人として、病院職員として

１ なぜ今、接遇なのか

　今や、病院は患者から選ばれる時代です。患者から嫌われた病院は倒産していくと言われています。

　「治療してあげる」「看護してあげる」の発想では患者は病院に近づいてくれません。何らかの対策を講じなければ病院は生き残れなくなります。自治体病院といえども同じです。今、最もサービスがよくて、業績が上がっている企業は接遇で差をつけていると聞きます。

　それでは、接遇とは何なのでしょうか。辞書を引くと「官庁などで、仕事の上で一般の人と応対すること」、また、応対とは「人と会って話を交すこと」とあります。つまり接遇とは、患者あるいは関連する地域住民との人間関係づくりといえます。接遇の良し悪しは、人間関係づくりの良し悪しで決まります。では、どうすれば人間関係をよくすることができるのでしょうか。

　それには５つの基本があります。

１．挨拶　２．表情（笑顔）　　３．身だしなみ　４．態度

５．言葉づかい

　特に、直接患者と接する機会の多い看護職員は、常にこの人間関

第3章　接　　遇

係をよくする5つの基本を念頭において、信頼と好感の持たれる応対の仕方を身につけることが重要だと思われます。看護職員一人ひとりの接遇マナーの良し悪しが病院全体の評価につながり、業績にも影響することをお互い認識し、責任ある姿勢で業務に励むよう努力しましょう。

② 応対とは

　応対の第一歩は、相手に対して思いやる心から出発します。また、誠意を持って接するということは応対の基本です。その誠意をどう具体的な言葉で、または行動で表現するかということです。
① 　玄関から入ってみえた患者さまを笑顔でお迎えしていますか？
　第一印象は出会って数秒で決まると言われます。医療機関全体の第一印象は、患者さまが玄関から入ってみえた直後の数秒で決まります。積極的に笑顔でアイコンタクトを送りましょう。特に初診の患者さまは不安を持って来院されます。笑顔の出迎えは不安解消にもつながります。
② 　忙しくても普段と同じ対応ができていますか？
　忙しいのは医療機関側の事情です。あなたがストレスからイライラしても、それは目の前の患者さまには関係のないことです。感情に任せて応対すると患者さまの気分を害することにつながります。表情・態度・言葉づかいにより一層気をつけて応対しましょう。
③ 　患者さまの立場を想像しながら応対されていますか？
　患者さまは痛みや不安を抱えて来院されます。忙しくなると忘れがちになります。相手の気持ちを共感しながら応対しましょう。
④ 　物を尋ねられたとき、どんな場合でも（忙しいときでも）できる限りていねいに、親切に答えることができていますか？
⑤ 　物事を頼まれた時、常に明るく気持ちよく受け入れることがで

29

きていますか（頼んだ人の負担を感じさせない思いやりを持った態度で）？

一人の職員の応対によって、その病院の評価が決まるといっても過言ではありません。とても気持ちのよい応対をする職員に接した人は、その人に対して好印象を持つと同時に、病院に対してもよいイメージを持ちます。また、逆にいやな思いをすると「あの病院は…」と評価されてしまいます。

病院も患者さんに選ばれる時代です。選んでいただける病院になるためにも、一人ひとりの職員のよい応対は大切な条件となります。

③ よい応対をするためには

(1)　**笑顔で応対していますか？**

笑顔で気持ちのよい応対をしましょう。自然な笑顔、ハキハキした態度は、明るい人という好印象を持たれます。**笑顔は、相手に安心感と親しみを与え、信頼関係を築く**からです。

(2)　**言葉づかい**

仕事に慣れるということは狎れることではありません。

- ●慣れる……経験を積んだ結果、初めのように緊張したり、失敗したりすることがなくなること。
- ●狎れる……親しみのあまり、守るべき礼儀を忘れた態度をとること。

仕事に慣れてくると、患者さんに上からものを言うような態度をとったり、命令したり、叱ったりと狎れてしまう人がいます。これはサービスの基本を忘れた「やってあげる」「世話をしてあげる」という気持ちになるからでしょう。

そういう気持ちがいちばん表れるのが言葉づかいです。よく温かい言葉は人の生きる支えになり、活力を沸き立たせることができま

第3章　接　　遇

すが、反対に心ない言葉は、人の心をグサリと突き刺し、絶望のどん底に突き落とすこともあるといわれ、言葉の与える影響は大変大きいものがあります。

④ 職場でのエチケット

（1）　あいさつ（挨拶）

　あいさつは職場を明るくする第一歩です。毎朝、ナースステーションや廊下で上司・先輩・同僚の方々、また、患者さんと会った時は、大きな声で相手に聞こえるようにあいさつをしましょう。そうすれば一日の仕事を明るく気持ちよく果たすことができます。それがあいさつです。もともと「挨拶」の語源は、仏教の「一挨一拶」からきた言葉だそうです。「挨」は近づくこと、「拶」とは引き出すという意味です。できるだけ近づいて相手の中から、命と教えと人間性を引き出すのが「挨拶」です。

１）スムーズなおつきあいはあいさつから始まります。

　①　「おはようございます」

　　朝のあいさつは明るく声をかけます。よく知らない人だから、相手が見ていないからと省略せず、自分から声をかけます。

　②　あいさつからなごやかなおつきあいが始まります。

　③　「お先に失礼します」

　　帰りの際のあいさつも忘れないように心がけましょう。

２）職場をオ・ア・シ・スでいっぱいにしましょう。

　オアシスは人の心を和やかにする言葉です。毎日のおつきあいがオアシスでいっぱいになれば、もう「ムッ」とした視線に傷つくこともなくなります。

　オ：おねがいします

　ア：ありがとうございました

31

シ：失礼いたします

ス：すみませんでした

⑵　**身だしなみ**

身だしなみを整えることは、自分のためばかりではなく、相手への思いやりでもあります。また、その人の服装、身だしなみが、その人の性格を伝えるといわれ、だらしなくしていると気分までだらしなくなります。反対にきちんと身だしなみを整えていると、気持ちも引き締まり、動作もキビキビするなど、服装や身だしなみがその人の考え方、行動を変えてしまうからです。

①　髪

人前でいちばん目立つのは髪です。患者さんに直接接したとき、患者さんの顔に髪がかかるのは、大変いやな思いを与えます。長い髪は束ねて、前髪は目にかからない程度にし、清潔にしましょう。

②　化粧

明るい顔をつくるために、化粧をすることは大切です。清潔感を与えるような化粧を心がけましょう。

③　ユニフォーム

仕事をするときの正装です。洗濯された清潔なものを身につけるようにし、しわになっていないか、ボタンが取れていないか、ほつれはないか、サイズが身体に合っているか、ベルトがだらしなくゆるんでいないかなどに気をつけましょう。

決められたユニフォームを、決められたように美しく着るようにしましょう。ネームプレートもきちんと付けましょう。

④　手・爪

手は意外に目立つところです。感染予防のためにも常に手を洗うことを心がけ、きれいな手で接するようにしましょう。伸びた爪は凶器になります。常に短くヤスリをかけて丸みをつけ、爪の間の汚

第3章 接　　遇

れがないよう清潔にしましょう。色つきのマニキュアはユニフォームには似合いません。

⑤　靴

安全性と活動性を考えて、働きやすい、決められたシューズをはきましょう。靴のかかとを踏みつけているのは、安全性からも見た目もだらしがないので、十分気をつけましょう。

⑥　靴下

白またはユニフォームに合った、病院で決められたもので、伝線に気をつけ、たるみなくきちんとはきましょう。ズボン着用時もなるべく白の靴下をはきましょう。

⑦　香り

香水は、病人の気分を悪くさせることもあるので、仕事中は避けましょう。

⑧　アクセサリー

業務に支障のないものだけとし、石の付いた指輪、イヤリング、ネックレスなどは、患者さんを傷つけたり、感染のもとになります。また、ユニフォームにはふさわしくありません。

⑤ 病院で働く職員として

①　仕事上で知り得た病気に関することや、患者さんの家庭の事情などは、口外したり仲間同士で話題にしてはいけません（個人情報保護法）。

②　患者さん、家族からの付け届けはいただかないのが原則です。もしそういう場面に出会ったら、必ず責任者（看護師長またはリーダー看護師）に対応してもらいましょう。

③　病院の服務規則を守ることは、社会人として当然のことです。

6 苦情への対応

① 状態に応じて、自分一人で判断したり処理をせず、看護師に伝えたり、看護師に対応してもらうようにしましょう。

② 苦情の理由のいかんにかかわらず、まず素直におわびしましょう。

③ 相手の身になって、十分言い分を聞きましょう。

④ 相手の言い分に対して、理屈や弁解を言わないようにしましょう。

⑤ 相手の立場に立って、早急に解決する態度が大切です。

⑥ 相手の感情の静まるのを待って、静かに最小限の説明をしましょう。

⑦ 小さな苦情でも、病院または個人にとってありがたい教訓とし、受け止めましょう。

苦情を最小限にするために、日ごろから患者さんとの信頼関係を築くことが大切です。また、物事を依頼されたら、できることは快く速やかに、確実に行います。できないことや自分だけで判断のつかないことは上司に相談し、必ず返事を伝えることも信頼関係をつくるうえで、大切なことです。

参考文献：日総研『ナースの職場の常識』

第4章

人のからだのつくりと働き

1 食べること

(1) 食べる

　体は常に動いているので、その燃料となるカロリーと、潤滑油の働きをするビタミンのような栄養素が必要です。また、体の材料とするためにバランスが必要です。

　現在日本では、２人に１人が生活習慣病で命を落としていると言われています。それは、塩分や糖分が多い食事に加え、運動不足のために動脈硬化が原因で血管が詰まることが多いためです。細い血管が詰まっておこる病気や大きな血管が詰まっておこる病気があり、ドミノ倒しのようにさまざまに発症していきます。

　しかし、近年は高齢者の低栄養が問題となっています。高齢者は、徐々に胃がもたれて、こってりしたものが食べられなくなり、活動量が減り、お腹が空かなくなった結果、タンパク質などの体を作る栄養素の摂取不足が起きるからです。低栄養となると、筋肉が弱り、軟骨成分が減ります。そうなると、動くと関節が痛むから動かない、動かないとカルシウムが骨から減っていき、ますます骨も弱くなり、転倒すると骨折してしまうという廃用症候群の悪循環に陥る

35

ことが多くなります。

噛むことを咀嚼と言います。咀嚼をすると、舌や口腔内の感覚神経や咀嚼するための筋肉が脳を刺激すると言われています。ガムを噛むとストレスが低下する効果があると言われているゆえです。つまり、咀嚼ができなくなると食事ができなくなり栄養状態だけでなく、精神面や認知面にも影響がでてきます。

飲み込むことを嚥下と言います。誤嚥とは、食道ではなく気管に食べ物や唾液が入ることです。咀嚼して食べ物を小さくする時、唾液が出て食べ物を溶かします。通常は嚥下反射で気道のふたを閉じて、食べ物が食道に入るようになるのですが、高齢者にとってサラサラの水分は、嚥下反射が間に合わないので、むせやすく注意が必要です。また、口の中が清潔でないと、誤嚥した時に細菌が気道に入り、肺炎になります。

トロミが強いと喉の奥に残ることがあり、トロミは固すぎず、サラサラ過ぎず、適度な状態で滑らかに作る必要があります。

⑵　胃

胃の中に1～2時間程食べ物が留まります。その間、腐敗しないように塩酸を多量に含んだ胃液が分泌されます。胃でかゆ状になり、食べ物の栄養は小腸で吸収されますが、小腸は少しずつしか吸収できません。その許容量をオーバーすると下痢になります。同様に胃を摘出した人は、一度に沢山は食べられません。

⑶　小腸

小腸は十二指腸、空腸、回腸を合わせた名前で、全長6～7mになります。内側にはたくさんの絨毛があり、食べ物を消化し、その栄養素や水分を吸収しています。

十二指腸では膵液と胆汁が食物と出会います。膵液はアルカリ性で、すい臓で作られ、十二指腸に分泌されます。膵液には3大栄養

36

第4章　人のからだのつくりと働き

素のでんぷん、たんぱく質、脂肪を消化する消化酵素が大量に含まれています。暴飲暴食をすると、すい臓に負担を掛けて膵炎になることがあります。

⑷　肝臓

小腸で吸収された栄養を蓄えたり、血流に乗せて全身に送ったりします。また、有害なものを解毒・分解する働きがあり、お酒の飲みすぎや薬が多すぎたり、強すぎたりすると肝障害になることがあります。

胆汁は、肝臓で作られ胆嚢に溜められてから、十二指腸に分泌されます。油や卵のように脂肪やコレステロールが高いものは、分解するために胆汁が必要になり、消化しきれないと胆石ができやすくなります。

② 排便

⑴　便の大半は水と食物繊維

大腸は水分を吸収し、便を作ります。便は消化管の中の食べ物の内、食物繊維など吸収されなかった残りものです。通常の便の75％は水分です。この水分が腸の変調でもっと多くなると下痢と呼ばれます。

食物繊維は、消化吸収中に発生した毒性物質や余分な脂肪、腸の古くなった細胞などを絡め取って排出することで、腸管のクリーニングをしています。

腸内細菌の死骸も便の中にはありますが、腸内細菌は有害な細菌の繁殖を押さえたりもしています。

⑵　便の正しい出し方

大腸全体には、一日一回程度の頻度で、内容物を一掃するような強い蠕動運動が発生します。

37

排便の姿勢は、直腸が垂直になるように前傾にトイレに座ります。排便反射には３つあります。

① 大腸での便の移動：立って歩いたり、活動すると起立大腸反射が起きます。

② 大腸（Ｓ状結腸）から直腸への移動：飲食をすると胃大腸反射が起きます。特に朝などの空腹時に効果があります。

③ 直腸までくると便意が催され、外肛門括約筋を緩めたり、いきむと排便反射が起きます。ウォシュレットの刺激も効果的です。

⑶ 便秘

食物繊維が足りなかったり、水分が少なくて硬くなったり、緊張して交感神経が興奮すると腸の動きが悪くなり、便秘になります。便秘が続くとメタンガスが発生して臭いおならが出たり、便の中の老廃物が血液内に入って体調が悪くなったり、腸内細菌が増えて下痢になったりします。

近年、腸内の環境が免疫に重要な役割を果たしているということが分かってきました。快便は健康のバロメーターです。規則的な生活と充分な水分、食物繊維の多いバランスの良い食事、運動、定時排便、座位排便を目指しましょう。

③ 排尿

⑴ 排尿はゴミ出しのため

腎臓が病気になり腎不全になると、尿が出なくなり、むくんできます。尿には、体の外に出さないと体の変調を起こすものが含まれています。二酸化炭素、尿素、尿酸などは、細胞から血液に出されたゴミで、血液はゴミ収集車の役割をしています。

腎臓は血液の浄化装置なので、腎不全が進むと人工透析をしてゴミを直接捨てる必要があります。腎臓が捨てるゴミは水に溶かして

第4章　人のからだのつくりと働き

捨てるので、水分が足りないときちんと捨てられません。塩分が多いと薄めるために水分を多く体に取り込む必要があり、心臓に負担がかかったり、血圧が高くなったりします。また、糖尿病の人が脱水になると高血糖になるなど、体にとって水分調整はとても重要です。一日に1000～1500ml の排尿があります。

腎臓は、体液バランスを保つ機能のために水分調節だけでなく、血圧を上げるホルモンや赤血球を増やすホルモンも出し、腸でカルシウム吸収を増やすビタミンＤの活性化もしています。体の中では各臓器が相互に連携をとっているようです。

(2)　**糸球体がゴミをろ過します**

腎臓の中の糸球体がゴミをろ過するフィルターです。糸球体は毛細血管が糸くずのように丸まった状態のものです。ここで大まかにろ過して、その後ゴミを分別して、必要なものは尿細管へ戻し、最終的に尿となって排泄されます。

(3)　**膀胱は尿をためる場所です**

膀胱に尿がたまる速度は1分間に1～1.5ml です。尿が150ml 程度になると、尿意を感じてトイレに行きたくなります。膀胱括約筋を緩めるには意思が必要ですが、一旦排尿が始まれば、無意識に出ます。通常、一日に5～7回排尿します。

高齢者は尿を濃縮する力が衰え、膀胱に貯められる量も減るため頻尿になります。さらに高齢者は膀胱に尿が残る残尿が増え、眠りの浅さもあり、夜間頻尿が問題になりやすくなります。

(4)　**排泄処理の心得**

男性の尿道の側には前立腺があり、高齢者では前立腺が肥大することが多く、排尿がしにくくなります。排尿のための管が挿入されている時には、体の中で尿道がまっすぐになるように、おへそに向かって管が伸びるようにしましょう。女性の尿道は短く、膀胱炎に

39

なりやすいので、排尿後は尿道から肛門に向かってふき取り、尿道を清潔に保ちましょう。

④ 息をすること

(1) 呼吸

食べたものからエネルギーを生み出すにも、各臓器が働き続けるためにも酸素が必要です。その酸素を体内に取り込むために息を吸い、体内に発生した二酸化炭素を排出するのが息を吐くことです。

くしゃみや咳は、有害なものを排出するために自然に出ます。無理に我慢するのは良くありませんが、飛沫が他人にかからないようにする必要があります。

(2) 吸った酸素を血液に取り込むには

気管支の先端にある肺胞という、葡萄のように小さく分かれた風船のようなところから血液に酸素を取り込んでいます。それが、ガス交換です。高齢者は体が硬くなり、活動量が少なく息が浅くなる傾向があります。なるべくすみずみの肺胞に空気を送り込めるように声を出したり、歌を歌ったり、深呼吸を勧めましょう。喘息で苦しい人は、横隔膜を下げるために座っていた方が楽で、腹式呼吸をすると息が吸いやすくなります。

(3) 血液が酸素を運ぶ方法

肺胞で、血液中の赤血球の中にあるヘモグロビンが酸素とつながり、それが血液の流れに乗って全身に酸素を運びます。心臓がきちんと働かないと、各器官に酸素を運べません。また、肺で酸素を充分取り込まないと酸素を届けることはできません。心臓と肺はどちらが滞っても、体は動けなくなります。

40

第4章　人のからだのつくりと働き

5 熱き血潮の役割

⑴　心臓は疲れを知らないポンプ

心臓は、ポンプのように毎分60〜70回ぐらい血液を血管へと押し出していて、これが脈拍です。

心臓には単独で縮まったり広がったりする機能があり、一生動き続きます。その機能が正常に働かない時にはペースメーカを植え込むことになります。心臓のリズムを早くしたり遅くしたりするのは自律神経です。興奮すると交感神経の作用で早く強くなり、リラックスすると副交感神経の作用でゆっくりになります。

⑵　血管はしなやかなホース

加齢による変化は心臓よりも心臓を取り巻く動脈が硬化することの影響が大きく、動脈硬化で血管が詰まると心筋梗塞や脳梗塞になります。心筋梗塞になるとその部分の心臓の壁が固くなるので、うまく収縮せずに心臓に血液がたまりやすくなり、動くと息切れがしたり、顔色が悪くなったり、むくんだりします。

⑶　静脈は血液のストック場所

静脈には弁が付いていて逆流はしないのですが、ポンプ機能がないので、心臓より低い場所から血液が戻ってくるには血管の周りの筋肉の力を借ります。動かないとむくんだり、血液が固まって、それが肺に詰まるとエコノミークラス症候群になります。飛行機に長時間乗ったり、車で長時間座ったりする時は、ときどき体や足を動かしましょう。

⑷　血圧

心臓が収縮した時に排出された血液が、血管の壁を押す力が血圧です。血圧は、心臓が送り出す血液の量（心拍出量）と、それを流す血管の通りづらさ（末梢血管の抵抗）で決まってきます。血圧の

41

正常値は129／84までです。上下の血圧どちらかでも超えると血圧は正常値とは言えません。130～160／90～100は、軽度高血圧なので、タバコや塩分を控え、運動を行って体重を落とすなどの生活習慣を変えることが推奨されます。また、診察室に入ると血圧が上がるなど、緊張したり興奮したりすると交感神経が働き、便秘でいきんだり、寒かったりすると血管が収縮して血圧は上がります。リラックスすると副交感神経の働きで血圧は下がります。ときどき深呼吸をして、肩の力を抜いてリラックスしましょう。

⑤ **体温**

人間の体温は血管が拡張して汗をかいたり、血管が収縮して熱を上げたり、一定になるように調整されています。高齢者は、基礎代謝が低く平熱が若い人より１度程度低いので、微熱でも発熱状態のことがあります。感染で発熱するのは体が戦っている証拠で、細菌やウィルスが体の中で生存しにくくするためでもあります。また、熱中症は体温の調節機能以上に高熱の環境に居たり、水分が少ないなどの調節機能が働かない時に発症します。高齢者は体温調節機能が低下しているので、「うつ熱」も起こりやすいので注意が必要です。

※うつ熱…気温の上昇などで、体温調整や発汗調整がうまくいかず、体内に熱がこもってしまった状態のことを言います。身近な例では、熱射病がこれに当たります。

⑥ 体を動かす

⑴ 力を出し、体を支える筋肉

立ったり座ったり、物を持ったり、移動したり、呼吸したり、心臓を動かしたりするには筋肉が必要です。筋肉は大量のエネルギーを消費します。筋肉が多い人は基礎代謝が大きく、高齢者は低くなります。

第4章　人のからだのつくりと働き

　筋肉の燃料はグルコース＝血糖で、これをエネルギーにする途中で発生する乳酸は疲れたというサインになり、筋肉痛の原因となります。激しい運動の後にはゆっくりと動いて循環を良くすると、乳酸が早く排泄され、筋肉痛になりにくくなります。

　筋肉が収縮するのは運動神経の命令です。脳卒中や脊髄損傷などで神経がダメージを受けると、麻痺して動けなくなることがあります。

⑵　自由に動かせる筋肉と勝手に動く筋肉

①　自由に動かせる筋肉

　体中にあって、手足や胴体、首、顔などを動かす筋肉は、骨格筋や随意筋と呼ばれます。骨に付いていて、筋肉が骨を動かすことによって、動作を行っています。

②　勝手に動く筋肉

　心臓を動かす心筋と心臓以外の内臓や血管などを動かす役割の平滑筋は、自分の意思で動かすことができないので、不随意筋と呼びます。

　胃や腸では、平滑筋が食べ物を運ぶために運動をします。胃や腸にガスがたまっていて動いていると、「グ〜」と鳴る時があります。この腸管運動を蠕動と呼びます。

⑶　廃用症候群の悪循環

　動かないと筋肉が衰え、体力が低下するとますます動くのが辛くなり、体中で廃用が進みます。その結果、些細な段差につまずいて転んで骨折したり、呑み込みの反射が衰えて誤嚥性肺炎になったり、脳が衰えて認知症が進んだりします。

　健康寿命と平均寿命の間には、男性で約9歳、女性で約12歳の開きがあります。この差を少しでも縮めることが看護職・介護職の役割です。

43

7 睡眠

(1) 睡眠の質と深さ

睡眠時間は平均7時間ですが、個人差があります。何日も眠らないと注意力が低下し、行動の誤りが多くなったり、血圧や脈拍が不安定になったり、時に幻聴や幻覚が現れることが分っています。

睡眠時無呼吸症候群では、夜間気道がふさがれてしまうので、眠りが浅くなり、日中眠くなったりします。眠りには質と深さが大切です。

睡眠には夢も見ないで深く眠る時と、夢を見ている時がありますが、実は夢を見ている時のほうが体は深く休息しています。これをレム睡眠と言って、概ね2時間に一回巡ってきます。また、夢を見ない時はノンレム睡眠と言い、記憶の整理整頓をして、脳のお手入れをしていると言われています。

(2) 睡眠はヒトのリズムの基本

一日の体のリズムのサイクルは25時間なので、睡眠のリズムは意識して調節しないとずれてきます。

朝起きて日の光を浴びて、規則正しい生活を続けることで、快適な睡眠がもたらされます。休日だからと言って、朝寝をして一日ゴロゴロしていると、体力も下がり、翌日が辛くなります。

(3) 夜間せん妄

夜になって、急に認知症のような症状が出る夜間せん妄があります。高齢者が急な環境の変化や体の不調、水分の不足、生活リズムが狂うなどして起きる意識障害です。

認知症は慢性的に徐々に進行しますが、せん妄は意識障害ですので、急に場所や人や時間が分からなくなります。家族などなじみのある人や家庭に近い環境などで落ち着いてきます。

第4章　人のからだのつくりと働き

8 細胞について

(1) 細胞

　細胞はさまざまな専門職集団で、皮膚や筋肉、血液などそれぞれの機能を受け持っています。細胞は、タンパク質と遺伝子の入れ物で、海水が詰まった袋とも言われます。人間には約37兆個の細胞があります。その内、約3000億の細胞が毎日生まれ変わります。細胞が生まれ変わるためには、タンパク質や水分、塩分など細胞の材料の補充としての栄養が必要です。

(2) 免疫の仕組み

　免疫には、自然免疫と獲得免疫があります。

　自然免疫は、皮膚や粘膜が異物の侵入を防ぐ、唾液や胃酸の殺菌効果、腸内の乳酸菌が雑菌の繁殖を防いでくれたりします。白血球の中のマクロファージは、細菌や異物を取り込んで消化します。NT（ナチュラルキラー）細胞は体内をパトロールして生まれたてのがん細胞や感染した細胞をやっつけてくれます。

　獲得免疫には、体液中の抗体で戦う「液性免疫」と感染した細胞ごとやっつける「細胞性免疫」の2種類があります。いずれも主役はリンパ球という白血球、特に胸腺のT細胞です。ワクチンや予防接種で体内に抗体を作るには1週間程度時間がかかりますが、抗原が侵入してきた時にピッタリと結合して動けなくし、新たに正常な細胞を感染させないようにします。食事、睡眠、活動のバランスが取れて健康であれば、免疫の仕組みが十分に活動してくれます。

(3) 炎症

　細菌やけがで細胞が壊れると、細菌を退治し、細胞を修復するために白血球やリンパ細胞の活動が始まります。それが炎症です。発熱、熱感、発赤、腫脹、疼痛などの症状があり、白血球や細菌の死

45

骸などが膿として出たり、痰が増えたりします。

　⑷　**褥瘡**

　褥瘡は、骨が体の内側から、ベッドが外側からそれぞれ皮膚を圧迫して血流が途絶え、細胞が壊れることでできます。表面が赤くなった時には、内部は結構壊れている可能性があります。褥瘡を治すためには、自然に治る働きを邪魔しないことが大切です。

　そのためには、体に圧が掛からないようにして、皮膚が蒸れない、乾燥させないようにし、清潔にし、ずれなどの刺激を与えないことが大切です。たんぱく質の多い食事で栄養状態を良くし、体を動かすなど、自然治癒力を高めましょう。

⑨ ホルモンについて

　体の細胞から分泌され、体の各臓器の働きを適切に調節する役割がホルモンです。ホルモンは、血液に乗って全身の臓器に運ばれます。ホルモンを分泌する細胞は内分泌腺以外に心臓、腎臓、胃などにもあり、血圧や貧血、食欲などに影響します。ホルモンは、代謝、生殖、成長、生体リズムを、日、月、年、数十年の単位で調節しています。

　甲状腺ホルモンは、成長を促し、体を元気にするホルモンです。多すぎると動悸がしたり、痩せたりします。少なすぎると太ったり、元気がなくなったりします。

　副腎皮質ホルモンは、他のホルモンを助ける作用をしています。いざという時に出動するアドレナリンもホルモンですし、血糖を下げるインシュリンもホルモンです。

⑩ 感覚について

　感覚には、視覚、聴覚、嗅覚、味覚、触覚などが有名ですが、細

かく分けると20種類以上あります。

　皮膚は、環境の変化を知るための重要なセンサーです。痛覚は皮膚だけでなく、内臓でも感じ、体の危険信号です。痛みは本人にしか分かりません。どこがどのように痛いのかなど、丁寧に聞き取る必要があります。

　臭覚は、異常はすぐに感知するけど、慣れるのも非常に早いのが特徴です。

　味覚は口の中で感じますが、鼻がつまっていると良く分からなくなります。風味と言いますが、鼻腔と口腔機能が連動しています。

　美味しい食事のためには、五感が全て大切です。

11 脳について

　感覚から刺激が入ると、脳で感知して反応します。一番単純なのが反射です。ぶつかりそうになったら手でかばうなどの動作です。

　脳は認知機能を受け持っています。認知とは感じることです。本能や感情、記憶、理性など、全て脳には中枢があり、前頭葉でコントロールしています。その結果、人間は前頭葉が発達しています。

　目に入ってきた情報は脳の後頭葉で映像になり、側頭葉にある記憶でどのようなものか理解し、前頭葉でそれをどうすれば良いのか判断します。美味しい食べ物だと分かれば、消化機能が開始されます。

　神経細胞はつながってはおらず、細胞同士の間を神経伝達物質が情報を伝達しています。この伝達物質が異常に多くなると幻覚が見えたり、少なすぎると考えられなくなり、うつ状態になったりします。

　言語中枢は約90％の人が脳の左側にあります。脳卒中が起きると、麻痺は反対側に現れるので、右麻痺の人に失語症が多い可能性

があります。言葉は分かるけれど上手く話せない場合と、言葉そのものが分からなくなり、絵や図などでないと分からない人がいます。

　このように、脳に損傷を受けた後は、高次脳機能障害と言って、体は元気でも損傷を受けた脳の部位に応じたさまざまな障害を持っていることがあります。それぞれの障害に応じた対応方法がありますので、確認が必要です。

12 女性・男性の特徴

　女性の体の中には約400個の卵子があり、毎月左右の卵巣が交互に１つずつ排卵します。脳の中で女性ホルモンを出すよう指令が出たら、卵巣から２種類の女性ホルモンが出ます。その作用で28日周期の月経が起こります。妊娠すると生理が止まり、出産すると乳汁分泌のホルモンの指令が出て、母乳が出ます。母乳が出ている間は生理も来ない仕組みになっています。初潮は概ね12歳前後で閉経は50歳前後です。閉経して女性ホルモンが少なくなると骨がもろくなり、転倒すると骨折しやすくなります。女性の更年期障害には肩こり、疲れやすい、頭痛、のぼせ、腰痛、汗をかくなどがあります。

　男性も高齢になり男性ホルモンが低下するとさまざまな症状が出ます。性欲と性機能の質と頻度の減退、認知力、疲労感、抑うつ、睡眠障害、筋力低下、内臓脂肪の増加、骨粗鬆症に伴う骨折のリスク増加などです。

（参考文献）

　図解入門　よくわかる生理学の基本としくみ　當瀬規嗣著　秀和システム（2008年第１版第５刷）

　図解入門　よくわかる病理学の基本としくみ　田村浩一著　秀和システム（2011年第１版第２刷）

看護師・介護士が知っておきたい高齢者の解剖整理　野溝明子著
秀和システム（2014年第1版第6刷）

https://www.nhk.or.jp/kenko/special/jintai/sp_2.html

https://happylilac.net/eikoh/pdf/ek2017-poster_5.pdf

http://sci-tech.jugem.jp/?eid=3295

https://kamukoto.jp/brain/55

https://www.urol.or.jp/lib/files/other/guideline/30_loh_
syndrome.pdf

図4-1

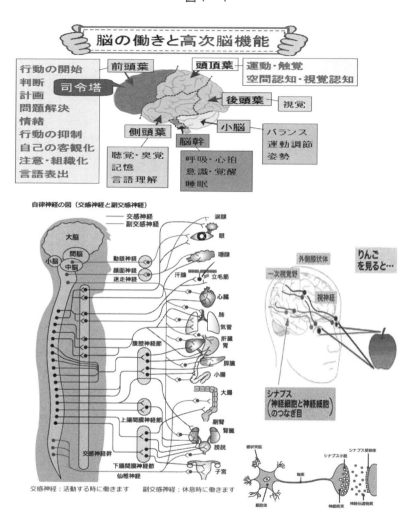

第4章 人のからだのつくりと働き

図4-2

排便

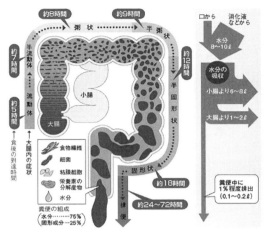

排便反射

① 大腸での便の移動
立つ・動く⇒起立大腸反射

② 大腸（S状結腸）から直腸への移動
飲む・食べる⇒胃大腸反射

③ 直腸からの排出（排泄）
肛門の刺激、弛緩・いきみ
⇒排便反射

排便しやすい姿勢

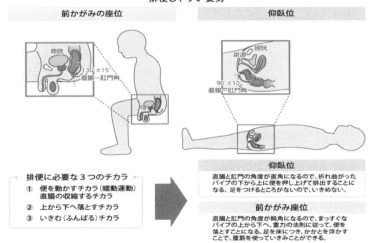

仰臥位
直腸と肛門の角度が直角になるので、折れ曲がったパイプの下から上に便を押し上げて排出することになる。足をつけるところがないので、いきめない。

前かがみ座位
直腸と肛門の角度が鈍角になるので、まっすぐなパイプの上から下へ、重力の法則に従って、便を落とすことになる。足を床につき、かかとを浮かすことで、腹筋を使っていきむことができる。

51

図4-3

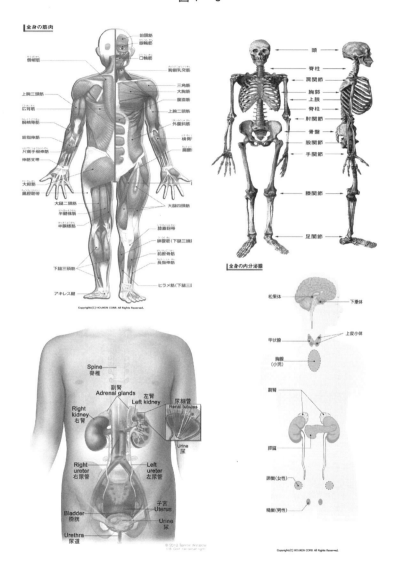

第4章 人のからだのつくりと働き

図4-4

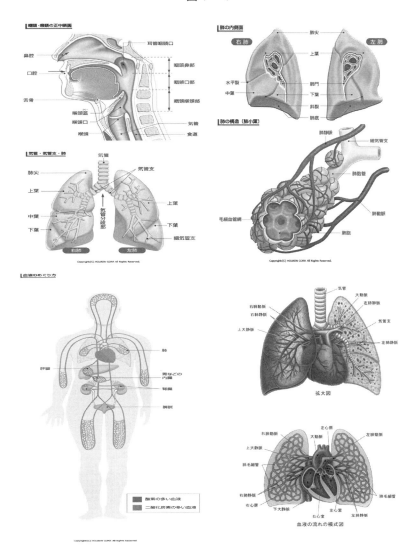

第5章

医療環境の整備

● 医療環境の整備の大切さ

● 医療環境の整備とは

① 空調・換気

② 採光と照明

③ 騒音の防止

④ 病室内の清潔整頓と感覚的満足

⑤ ベッドメイキング

⑥ 清掃業務

⑦ プライバシーの確保

⑧ 安全性の確保

1 空調・換気

体力の弱った患者さんに対して、部屋の温度や湿度は、重大な影響を与えることになります。また、新鮮な空気は部屋の環境整備に欠くことのできない、基本的なことです。空調・換気に気を配り、患者さんにとって快適な環境をつくっていかなければいけません。

2 採光と照明

　明るさが患者さんに与える影響は、大変大きなものがあります。患者さんの療養環境を整えていくためには、明るさに対する細かな心配りが必要です。

3 騒音の防止

　患者さんにとっては、ちょっとした物音や話し声がうるさく感じられるものです。身体に悪影響を与えることもありますので、十分考慮する必要があります。

　例えば、
- 職員の足音や話し声
- ドアの開閉の音

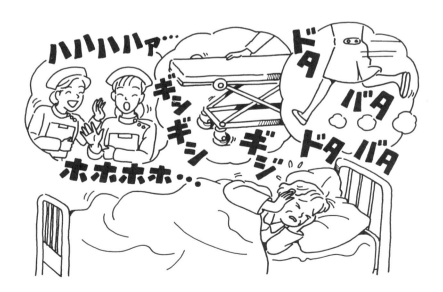

● 器機類のふれ合う音

これらは、音に敏感になっている患者さんを悩ませます。

したがって、職員同士の会話、特に病室近くで大声を出したり、逆にひそひそ話などは厳重に注意しなければいけません。

4 病室内の清潔整頓と感覚的満足

病室内はいつも清潔で、しかも整然としていなければいけません。そして、単に清潔であればよいものではなく、見た目にも美しさを感じさせるものでありたいです。病室内を清潔で居心地のよい雰囲気に保っていくことは、病気の回復にも大きな影響を与えます。

5 ベッドメイキング

病室のベッドは単なる寝台とはいえません。なぜなら、患者さん

図5-1　シーツの角の整え方

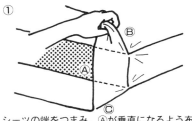

① シーツの端をつまみ、Ⓐが垂直になるよう布をたらす

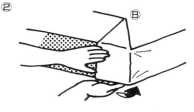

② Ⓑをとりあえずマットの上に置きⒸをマットの下に入れる

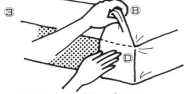

③ 布がピンとするようにⒹを押さえてから

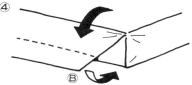

④ 布を下におろし、余った部分をマットの下に入れる

第 5 章　医療環境の整備

にとってベッドは食事・排泄などの生活の場であり、しかも治療の場でもあるからです。ベッドに対する思いは、患者さんにとっても、看護側にとっても現実以上に大きなものです。それだけに、ただセットされていればよいというだけではなく、整然と美しく、しかも患者さんにとって気持ちよく利用できるものでなくてはいけません。

確認事項の 4 項目

① 　ベッドが正しい位置に置かれているか。斜めになっていないか
② 　ストッパーが確実にかかっていますか
③ 　床頭台・椅子・テーブルその他の付属品がベッドの位置に合わせて置いてありますか
④ 　ナースコールの押しボタンやベッドランプ、その他の必要物品がセットされていますか。また、すぐに使用可能な状態かテストをしてますか

⑥ 清掃業務

　病室内を清潔に保つためには、清掃が適宜行われていなければいけません。清掃を外部業者に委託している病院が多いですが、基本的な清掃方法は熟知している必要があります。外部業者に委託していても、床以外や浴室・配膳室などの清掃は、病院の職員が行うことになります。特に患者さんがいながら行うベッド、床頭台、棚などの清掃には十分な配慮が必要とされます。

⑦ プライバシーの確保

　従来、ややもすると病院は治療が第一の目的であるということから、患者さんのプライバシーに配慮しなかった面がありました。し

57

かし、当然のこととして患者さんのプライバシーは十分に尊重されなければいけません。

　もし、自分が患者さんの立場になったら、と考えて判断していけば、患者さんの病気のことなどの個人的な情報は不用意に口にすべきではなく、また、入浴や排泄時のカーテンなどの配慮も当然のことといえます。

8 安全性の確保

　身動きのできない病人や、判断力が低下し、活動も鈍っている老人たちの生活の場である病棟内の安全は守られているでしょうか。毎日の仕事の中で、患者さんの安全性に気を配りたいものです。

　（参考文献）
　キャド・ウェーブ　赤城順子（代）『ハートでケア』、メヂカルフレンド社・医学書院『基礎看護』

第5章 医療環境の整備

図5-2 設備の構造上の問題（危険な環境）

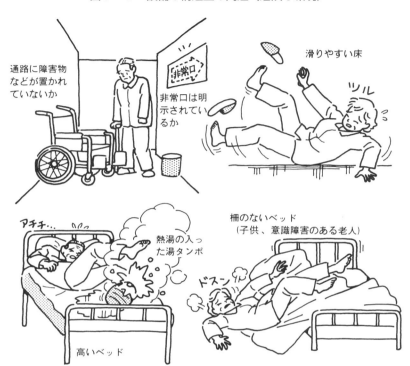

第6章
患者移送

　患者の移動動作は、どの程度患者本人が身体を動かせることができるのかを確認しながら、過介助になることなく、且つ患者の動作の妨げにならないように介助を行い、患者と介助者の両者が安全に安楽に行うことが重要です。

　また、ボディメカニクスを活用し、患者・介助者双方にとって有用な移動を心がけましょう。

1 寝返り動作編

① 寝返りの開始肢位

　寝返りやすくするために、まずは支持面を狭くするために膝を立て、寝返る方向の反対の腕を体の上にのせ身体を丸めます。

　また、視線は寝返る方向を向きます。

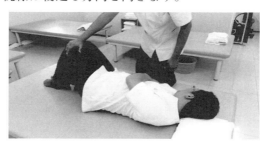

② 寝返り第1相

　寝返る方向と反対側の肩甲骨を介助者の方に引き、上部体幹を寝返る方向に回転させます。

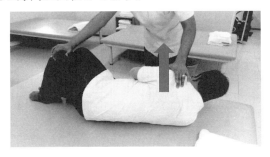

③ 寝返り第2相

　寝返る方向と反対側の肩甲骨を抑え、同側の骨盤を介助者の方に引き寄せ、下部体幹を寝返る方向に回転させます。

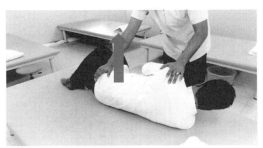

2 起き上がり動作編

背臥位から端座位へ

① 起き上がり第1相

　図のように介助者は、右手を膝下より差込み、利用者の大腿部を支え両膝を立て、左手は患者の頸と起き上がる方向と反対側の肩を後方より介助者の方に持ち上げます。このとき、起き

上がる側の手が起き上がりを妨げる位置にないか注意が必要です。また、介助する場合は必要な部分を的確に介助することで非常に楽になります。

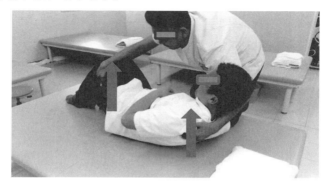

② 起き上がり第2相

　起き上がる方向の臀部を回転の軸とし、患者をコマ回しのように回転させ、両下肢をベッドから下ろしながら、介助者の方向に上半身を起こしていきます。

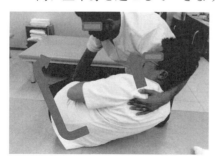
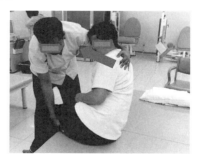

③ 立ち上がり（左患側とした場合）

① 立ち上がり動作開始肢位

　患者に浅く腰を掛けていただき、介助者は両手を患者の腋窩または背中に回して支えます。

第6章　患者移送

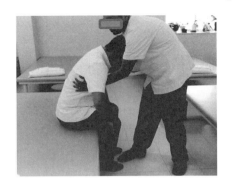

② 立ち上がり動作第1相

　介助者の右足は利用者の足の間に置き、患者をさらに前傾させ重心を足の方へ移行し臀部を浮かせます。

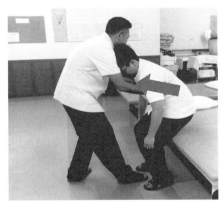

③ 立ち上がり動作第2相

　患者の膝が足の前に出るように前上方へ介助を行います。患者の上半身を起こし、股関節を伸展させ膝関節を伸展し立位となります。

63

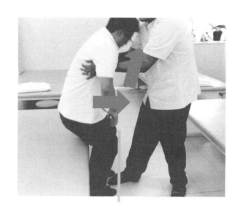
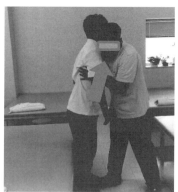

4 ベッドから車椅子への移乗

① 移乗動作準備

　患者はベッドに浅く腰をかけ、車椅子をベッドに対し、30度くらいの角度で健側に置き、ブレーキをかけフットレストは開け、その先端を患者の健側ふくらはぎの後ろに入れます。

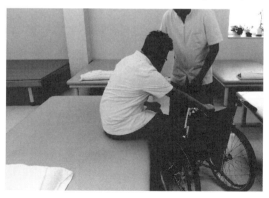

② 移乗開始肢位

　患者に前かがみの姿勢をとってもらい介助者は右脚を患者の脚の間に入れ、左脚を車椅子と平行に、前後の重心移動が出き

るように置きます。患者の右手は介助者の肩にかけてもらうか、車椅子の奥側のアームレストを握ってもらいます。

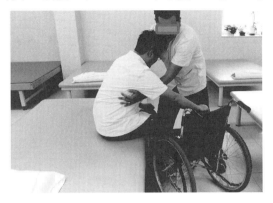

③ 移乗動作第1相

患者がさらに前かがみになるように、上半身を前上方に引くように重心を足の方へ移行し、アームレストにお尻が当たらない高さまで臀部を浮かせます。

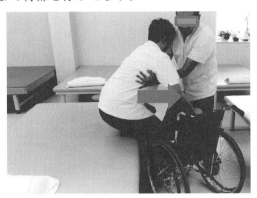

④ 移乗動作第2相

患者の健側の脚と介助者の左脚を双方の動作の回転の軸とし、車椅子の座面に座らせます。

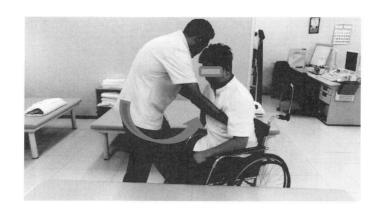

5 杖歩行

① 杖の機能
- 筋活動の補助
  脚の筋力低下による歩行の不安定性を補助する
- 安定性の確保
  杖使用により支持面が広がり、立位・歩行時の安定性が増す
- 免荷作用
  痛み等のある脚に、体重が掛かり過ぎないようにする

② 杖の適応
- 片麻痺、脳性麻痺、骨折、変形性関節症、パーキンソン病、高齢者など

③ 杖の種類
- T字杖
- 多脚杖（三脚、四脚のものがある）
- その他（ウォークケイン、サイドケイン等）

④　杖の長さの調整

　　肘関節屈曲30°程度で足部外側から15cm離した位置に付いた際の手掌面の高さに設定するのが一般的です。

図6－1

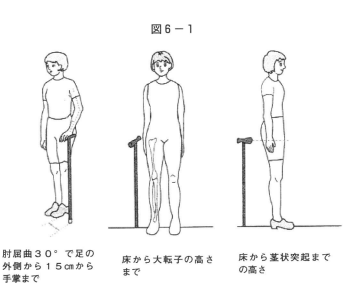

肘屈曲３０°で足の外側から１５cmから手掌まで

床から大転子の高さまで

床から茎状突起までの高さ

⑤　杖の使用方法と杖歩行パターン・介助方法

・杖は健側の手で持ちます。

・介助者は、患側下肢側に立ちます。バランスを崩した時にすぐ手が出せる位置で介助します。

・三動作歩行（杖→患側下肢→健側下肢）、二動作歩行（杖・患側下肢→健側下肢）があります。

図6−2

◎三動作歩行　　杖→患側下肢→健側下肢

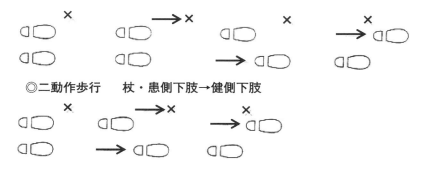

◎二動作歩行　　杖・患側下肢→健側下肢

・階段の上りは一歩後ろから介助します。
　（杖→健側下肢→患側下肢）
・階段の下りは一歩前から介助します。
　（杖→患側下肢→健側下肢）

6 車椅子の介助方法

図6−3

① 車椅子の説明

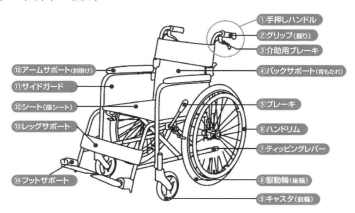

68

② 段差を上がる場合の介助方法

　段差を上がる時は、ティッピングレバーを踏んでキャスター（前輪）を浮かしハンドル（グリップ）を握り下げ、段の上にキャスター（前輪）を乗せます。後輪が同じ段にぶつかったら、ハンドル（グリップ）を持ち上げながら前に進みます。

図6－4

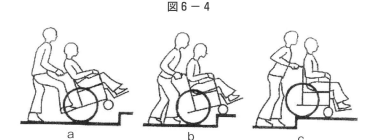

③ 段差を下がる場合の介助方法

　段差を下がる時は、上がる時と逆の動作になります。

　後ろ向きになり、ハンドル（グリップ）をしっかり持ち上げ、後輪を静かに下ろします。ティッピングレバーを踏んでバランスを取り、キャスターを下ろします。

　※後ろ向きで下りたほうが、乗っている人が前のめりにならず、安心かつ安全です。

図6－5

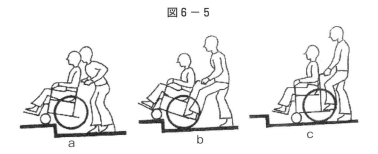

④ 坂道の介助方法
　緩やかな坂道を下る時は前向きで車椅子を引くように下ります。また、急な坂道を下がる時は、後ろ向きになり、車椅子を支えながら下ります。
　急な坂道を上る時は、ジグザグ（ゆるやかなＳ字）に走行すると介助しやすくなります。

図6－6

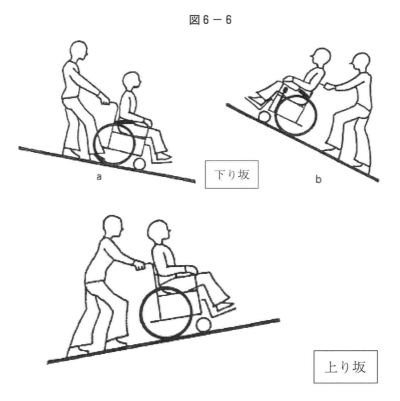

⑤ でこぼこ道の介助方法

　でこぼこ道や砂利道では、振動を伝えないように、キャスター（前輪）を浮かせてハンドル（グリップ）を握り下げながら、後輪のみで移動します。

図6－7

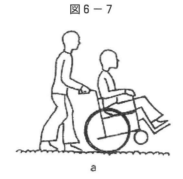

a

7 ストレッチャーによる移動方法

　手術患者さんや重症患者さんなど自力で動くことが困難な時や、麻痺や衰弱などで自力で車椅子に座っていられない時に、ベッドからの安全な移動方法として使用します。

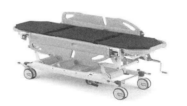

① ストレッチャーの点検
・ストッパー、キャスターの確認
・安全ベルトの確認
・側板の確認（ロック含む）

②患者さんの状態確認
　・顔色は悪くないか？
　・呼吸は平静か？
　・いつもと変わりはないか？
　・点滴や膀胱留置カテーテルなど患者さんの身体に繋がっているものは触ってもよいか？

③患者さんへの声掛け
　・どこに何をしにいくのか
　・これから移動する同意をいただく

④移動
　・ストレッチャーとベッドの高さを合わせる
　・必ずストレッチャーとベッド双方のストッパーをかける
　・スライディングボードを患者さんの下に敷く
　・ゆっくり移動する
　・移動時は足元から進める（患者さんの視野が広がり、不安感を軽減させるため。また、後ろから押す介助者が患者さんのようすを見ることができるため）

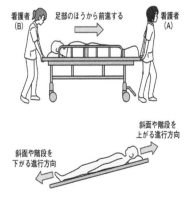

　・点滴などのルート類がある時は、看護師と一緒に介助を行い、抜去予防に十分配慮する
　・足を開いて支持基底面を広くすることで、腰痛予防となる

日常生活にかかわる業務

第7章
患者様の生活介護

1・食事の世話
2・口腔ケア
3・たんの吸引等
4・排泄の世話
5・清潔の保持
6・安楽な体位

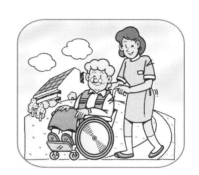

看護の仕事
1．診療の補助
2．療養の世話

　療養の世話を行っていく上で必要なことは、それぞれの職種との連携です。

　質の高いケアを行うには、特に患者様の身近にいる看護師と介護福祉士（看護補助者）との連携は必須です。

1 食事の世話

(1) 食事の意味
　必要な栄養素やエネルギーを吸収し、命を維持していくために不可欠なもの。

図7-1 食欲に影響するもの

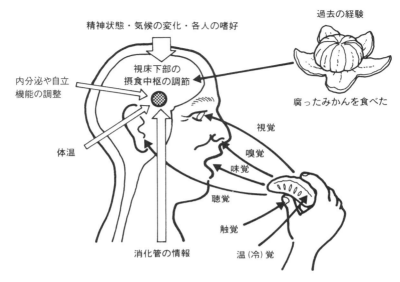

☆ 健康の保持・病気の予防
☆ 心身機能の向上・老化を防ぐ
☆ 生活の中の楽しみ
☆ 病気に打ち勝つ気力を作る

(2) **食欲に影響するもの**

☆ 脳の内部に調整機能がある（空腹感、満腹感）
☆ 各感覚があり個人差がある（図7-1参照）
☆ 精神状態、過去の経験
☆ 食事の前の口腔ケア（食べられるお口作り）

(3) **食事介助の基本**

☆ 食べやすいように膳を整える
☆ 手で持って食べられる工夫（おにぎり・サンドイッチなど）
☆ 食べやすい形の箸やスプーンを使う
☆ 一口で食べられる大きさにする

☆　ベッドからなるべく離れ、一日３食規則的に摂る

⑷　食事の場所

☆　ゆっくり楽しめる雰囲気作り

☆　清潔で明るい場所

☆　食事に集中できる環境を作る

⑸　食事介助の手順

《準備》

☆　姿勢を整える（図７－２）

☆　手洗いか蒸しタオル等で手を清潔にする

☆　嚥下体操など食事前に行う

☆　介助者は手を清潔に洗う

☆　エプロンやタオル等をかける

☆　食前に口腔内を清潔にし、口腔内をなめらかにする

☆　正しく配膳し、膳を整える

《介助時》

できるだけ自分で食べれるように工夫

☆　食べやすい食器の工夫

☆　食べ物は見える位置に配置

☆　声掛けしながら行う（好みなどを聞く）

☆　最初はお茶・味噌汁・スープで潤す

☆　水分でむせる場合はトロミをつける

☆　目の高さが同じになるよう椅子に座る

☆　飲み込みをみながら介助する

☆　麻痺がある場合は麻痺のない口角より介助する

☆　右側から介助する場合は右手で、左側から介助する場合は左手
　　で介助

☆　食事介助の時間は疲れない程度（30分以内）

図7-2 食事の時の姿勢

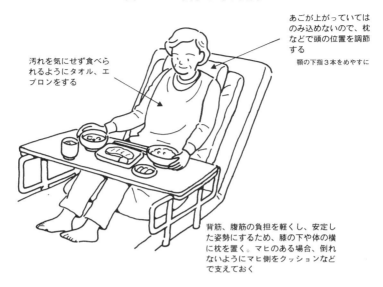

図7-3 呼吸と飲み込み時の咽頭

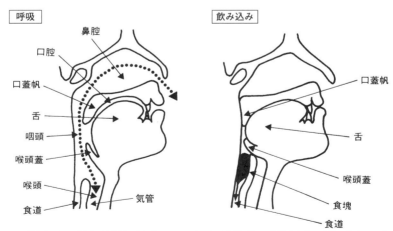

＊話す食べるは咽頭より上部で行われる　＊口を閉じ咽頭をぎゅっと締め食物は食道へ流れていく

図7－4　消化器系の全景（模型図）

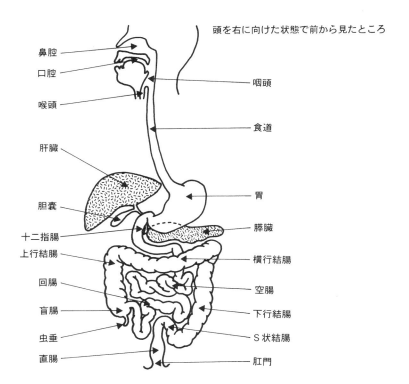

図7-5　食事介助の用具

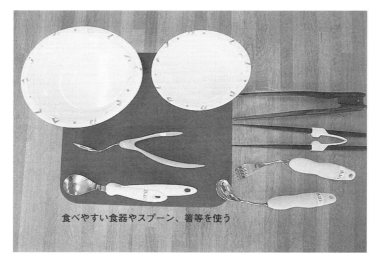

食べやすい食器やスプーン、箸等を使う

⑹　経管栄養法

　経管栄養法とは、自発的な摂食困難、嚥下障害、通過障害がみられ、口より必要な栄養が摂取できない場合に、栄養を補給する目的で行われます。

経管栄養法には、
胃ろう：直接胃へチューブが入っている
食道ろう：食道ろうが造設されていて、チューブが挿入されている
経鼻経管栄養：鼻からチューブが挿入され胃までチューブが入って
　　　　　　　いる（口から挿入されている場合もある）

第7章　患者様の生活介護

図7－6　経管栄養法

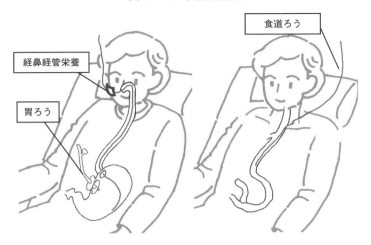

経管栄養手順

☆　誤嚥防止のため、経管食を入れる前に、ベッドを30～45度ギャッジアップします

☆　体のずれによる褥瘡予防のため、足から先にギャッジアップし頭部を上げます

☆　ギャッジアップ後は、必ず背抜きをします

☆　挿入されているチューブが胃に入っているか、カテーテルチップを接続し吸引し、胃液を引く、または、上腹部に聴診器を当てカテーテルチップから空気10ml位入れ、気泡音を聴取し胃内にチューブが入っていることを確認します

☆　食事パックと患者に入っているチューブを接続し、頭部から70～80cmの高さの位置から速度を調節しながら注入します。半固形の経管食の場合は、患者の状態を見ながら、パックを絞りながら注入します。

☆　経管食が終了しても、30分以上はベッドは30～45度ギャッジ

79

アップしておきます

☆ ベッドのギャッジアップを元へ戻す場合は、頭部を先に下げて
から足側を下げます

経管栄養注意点

☆ 経管栄養食注入中は、チューブが屈曲や閉塞、または、抜去が
ないよう観察します

☆ 経管栄養食注入中や注入後は、逆流や嘔吐を防ぐためにも
ギャッジアップを行います

☆ 痰のからみ、鼻孔の疼痛、腹部膨満、嘔吐、嘔気、下痢に注意
します

☆ チューブ固定のテープの剥がれや皮膚のトラブルの観察を行い
ます

☆ 胃ろうや食道ろうの挿入部の皮膚の観察を行います

② 口腔ケア

⑴ 口腔ケアの意味

①虫歯、歯周病、口内炎の予防

②口腔疾患が原因となる全身疾患の予防と全身機能の向上

③言葉が明瞭となり、対人関係も円滑になることで生活に意欲がで
ます

⑵ 口腔の仕組みと働き

①食物の摂取

咀嚼、唾液による消化、飲み込む（嚥下）

②呼吸のための気道

③味覚、言語のための構音

④顔の下、約3分の1をしめており、バランスと美を保ちます

80

第 7 章　患者様の生活介護

図 7 − 7　口腔の前面　　　　図 7 − 8　口腔の側面

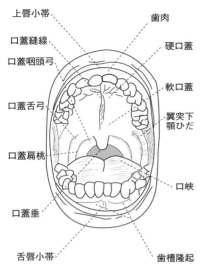
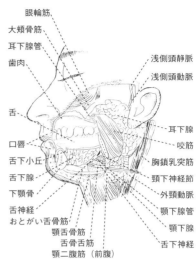

図 7 − 9　歯牙　　　　図 7 − 10　呼吸と嚥下

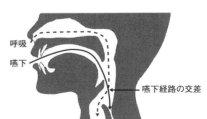

図7-11　口腔ケア用品

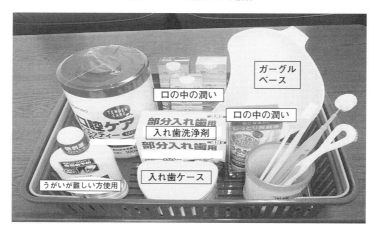

(3) **歯科の病気**
☆　虫歯・歯骨髄炎・歯肉炎・歯周炎・口内炎
☆　腫瘍・外傷・顎関節症
☆　歯牙の欠損（義歯）
☆　摂食嚥下障害

(4) **全身への影響**
口腔内は、温度・湿度・栄養の3条件が揃っています
300種の細菌が、数千億生息しています
不衛生にすると細菌は、1兆個に増殖します
☆　歯周炎…心内膜炎・糖尿病・脳血管障害
☆　咀嚼　咬合機能低下　…唾液分泌の低下
　　　　　　　　　　　　…運動機能の低下
　　　　　　　　　　　　…顎周囲筋肉のバランス
☆　歯垢　舌苔…嚥下性肺炎の発症

第7章　患者様の生活介護

⑤　**口腔ケアの要点**

☆　うがいに始まり、うがいに終わります

☆　開口時間を長引かせない（5分以内）

☆　体位はなるべく起こしぎみにします

☆　介助者の位置は、横か後方より磨きます

☆　1本1本を丁寧に磨きます

☆　口をすすがせ、歯ブラシを洗いながら行います

☆　自分でできることは、自分で行います

☆　口腔ケアの観察…口腔内疾患や口腔内動き

⑥　**口腔ケアの体位について**

☆　仰臥位の場合…顔を横に向けます

☆　側臥位の場合…片麻痺のある場合は健側を下にします

☆　座位で行うことで、誤嚥を防ぎます

☆　ファーラー位（半坐位45〜50度）

☆　セミファーラー位（20〜30度）

患者様の病状により、体位を工夫して行います

⑦　**口腔ケアの具体的手技**

☆　説明と同意で協力を得ます

☆　ギャッジアップ（30度）で誤嚥を防ぎます

☆　片麻痺の場合、麻痺側を上にします

☆　時間がかかる時は途中で休ませます

☆　緊張させないようにします

☆　スポンジブラシや吸引機で口腔内を洗浄

☆　快感ブラッシング（舌・頬・口蓋）

☆　吸引機

83

⑧　口腔ケア後

疲労度の確認

☆　むせや顔色の変化がないか確認

☆　終了後もすぐに仰臥位にせず、30分位そのままの体位を保ちます

⑨　嚥下体操：あいうべ体操

☆　あ　舌骨上筋群　頬筋

☆　い　開口筋群　頬筋　肩甲舌骨筋

☆　う　口輪筋群

☆　べ　舌筋　　舌骨上筋群

一日30秒を7～8回行なうと効果があります

舌圧と口輪筋を鍛えます

第7章　患者様の生活介護

図7−12　ブラッシングの実際

歯ブラシ毛先の使い分け

つま先　　　わき（サイド）　　　かかと

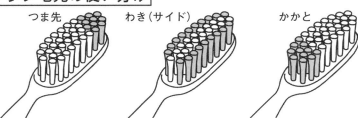

上の前歯の外側の磨き方

1本の歯面を3つに分けて考える。　中央部は毛先全面を使って磨く。　左側部は、わきで磨く。　右側部もわきで磨く。

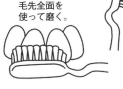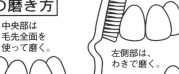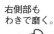

下の前歯の内側の磨き方

かかとを使って、1本ずつ磨いていくとよい。

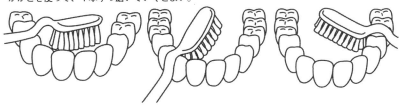

下の奥歯の内側の磨き方

歯面を奥側、中央、手前側の3つに分けて考える。　奥側は、つま先を使う。　中央部は、わきを使う。　手前側は、かかとを使う。

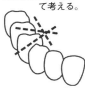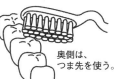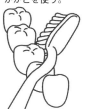

85

図7-13 入れ歯の洗浄と保存の方法

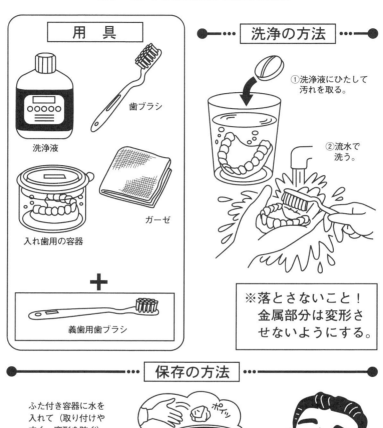
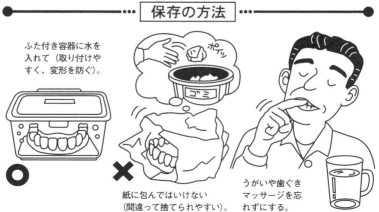

第 7 章　患者様の生活介護

③ たんの吸引等

　介護サービスの基盤強化のため、社会福祉士および介護福祉士法の一部改定があり、平成24年４月から介護福祉士および一定の研修を受けた介護職員等においては、医療や看護との連携による安全確保が図られていること等の一定の条件の下で、「たんの吸引等」の行為を実施できることになりました。

平成23年法律第72号の第５条

⑴　たんの吸引と経管栄養

　たんの吸引（口腔内、鼻腔内、気管カニューレ内部）口腔内、鼻腔内については、咽頭の手前までを限度とします。

　経管栄養（胃ろう、腸ろう、経鼻経管栄養）については、チューブの挿入状態の確認は看護師が行います。

　施設や在宅どちらにおいても医療関係者との連携の下で安全に提供できる体制を構築します。

＊介護福祉士や介護職員がたんの吸引等を行うためには、一定の研修を受け、「認定特定行為業務従事者認定証」の交付を受けなければいけません。

④ 排泄の世話

⑴　一般的な心得

　　人は誰でも排泄の時、人の手を借りたくありません

　　相手の立場になって、さりげなく、優しく、できるだけトイレで排泄ができるよう援助します

知っておきたい排泄機能

　　尿が溜まると（150ml）脳に伝わり尿意を感ずる

87

1回の尿量…300〜500ml

1日の尿量…1000〜1500ml

☆　高齢者は排泄機能が低下します

(2)　排泄の異常

《尿失禁》

☆　腹圧性失禁…咳・くしゃみで腹圧が加わりもらす

☆　切迫性失禁…我慢できずにもらす

☆　溢流性尿失禁…尿が出にくいことが原因でもれてしまう

☆　機能性尿失禁…身体運動機能の低下や認知症など精神機能の低
　　　　　　　　　下で環境が原因で起こる尿失禁

《膀胱内留置カテーテル（バルーン）》

☆　留置目的

　排尿困難や尿失禁など排尿障害のために度々導尿することで尿路
感染症の危険を招いたり、患者の安楽や安静を阻害するなど周囲に
皮膚炎や褥瘡があり、患部汚染の予防が必要な場合などに留置され
ます

《便秘》

☆　腸の働きの異常

☆　いきむ力が弱くなる

☆　寝たきりの場合は特に便秘の予防を

☆　排泄物の量・色・形・時間などを観察し、報告を忘れないよう
　　にします

図7-14　尿器・便器種類

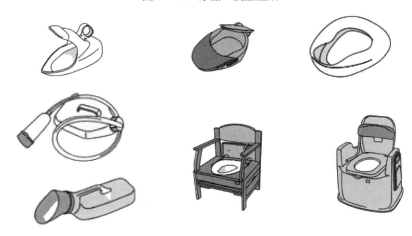

(3) **尿器便器の後かたづけ**

☆　部屋に訪室時、尿器や便器に排泄物があったらすぐに手袋を着用し、後始末をします
☆　臭いに気を配ります
☆　排泄物は人目につかないようにカバーをかけ汚物室にて処理します
☆　尿器便器は各施設の洗浄方法にて後かたづけをします
☆　後かたづけ後は手袋を外し手洗いを行います

(4) **オムツを使用する場合**

　漏らしたり、汚したりすると介助者はオムツをした方が手間が省けると考えがちですが、オムツを当てられた人はプライドを傷つけられ、つらく、悲しく情けない気持ちになります

⑸　**オムツの替え方**

手順と注意事項

☆　本人に説明します

☆　カーテンを閉めプライバシーを守ります

☆　緊張を和らげ、さりげなく、優しく

☆　手袋を着用し、陰部の汚れを濡らした布で拭き、洗浄します

☆　向きを変え蒸しタオルで拭きます

☆　皮膚の観察（褥瘡・湿疹）

☆　清潔なオムツを体位を変えながら当てます

☆　歩ける人はトイレで立たせて交換します

☆　介助者は手袋をはずし、手洗いを行います

図7－15　紙オムツの当て方

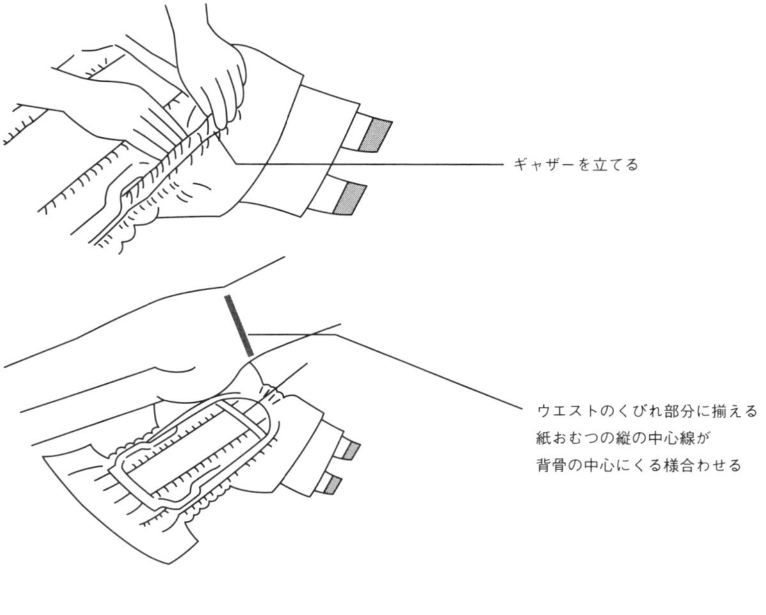

ギャザーを立てる

ウエストのくびれ部分に揃える
紙おむつの縦の中心線が
背骨の中心にくる様合わせる

第 7 章　患者様の生活介護

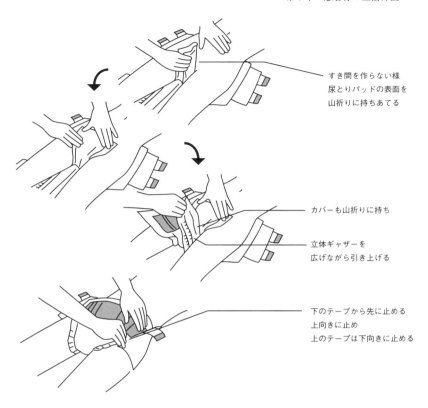

すき間を作らない様
尿とりパッドの表面を
山折りに持ちあてる

カバーも山折りに持ち

立体ギャザーを
広げながら引き上げる

下のテープから先に止める
上向きに止め
上のテープは下向きに止める

図7−16　男性のパッドのあて方

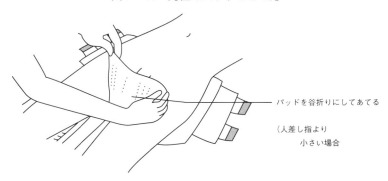

パッドを谷折りにしてあてる

（人差し指より
　　　小さい場合

漏斗巻き

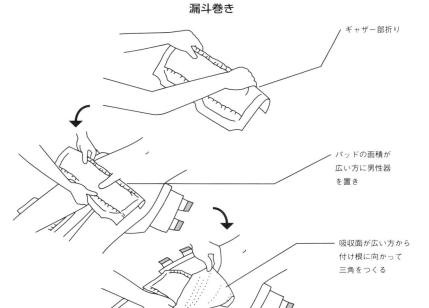

ギャザー部折り

パッドの面積が
広い方に男性器
を置き

吸収面が広い方から
付け根に向かって
三角をつくる

5 清潔の保持

(1) 清潔の保持のため

（洗面、歯磨き、手洗い、入浴）等の介助が必要となります

☆ 高齢者は障害者になると清潔に対する意欲や関心が薄くなります
☆ 寝たきりになると介助者に頼らざるを得なくなり、介護の必要度に合わせ介助します

(2) 入浴や清拭の目的

☆ 清潔にします
☆ 気分爽快になります
☆ 血行をよくし、新陳代謝が増進します
☆ 便通を整えます
☆ 褥瘡の予防をします

図7-17 清潔保持に準備するもの

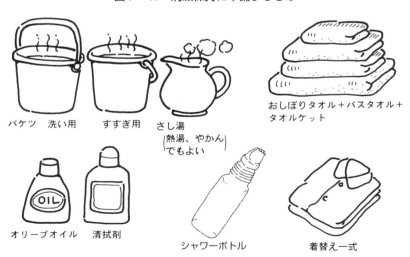

☆　細菌感染の予防

☆　介助者とのコミニュケーションの場

☆　生きる意欲が持てます

⑶　清拭の手順と注意

☆　医師に許可を得て、<u>本人に説明します</u>

☆　食後は避けます

☆　<u>プライバシー</u>を守り、疲れない体位を心がけます

☆　<u>室温…（22〜24℃）</u>

☆　バスタオルで保温し、体の露出を避けます

☆　<u>湯の温度…（50℃位）</u>自分の腕で確かめます

☆　<u>手や足は末梢から中心部へ</u>

☆　蒸しタオルで温めて拭くと血行が良くなり汚れが落ちます

☆　自分でできるところは自分で拭きます

⑷　清拭の順番

（顔）　　　　目→鼻→口の回り→頬→耳の回り

（腕）　　　　前腕→上腕

（胸）　　　　首→脇の下→胸→腹部

（背・腰）　　横向きにして首→背骨

　　　　　　　左右を円を描くように拭きます

（脚）　　　　下腿→大腿

（陰部）　　　前から後へ専用のタオルで１回拭くごとにタオル面を

　　　　　　　替えて拭きます

⑸　衣服の着替え

患者自身ができることは見守り、励まし、自身で行ってもらいます。

第 7 章　患者様の生活介護

　麻痺がある場合や拘縮が強い患者様の場合は、患側から着せ、健側へ

　脱がせる際は健側から脱がせます。

　麻痺や拘縮が強い患者様の衣類は、前開きでサイズの大きい物を選びます。

図7-18-① 清拭の仕方

タオルの巻き方

※適度な圧でなめらかに拭ける。
※タオルの端がヒフに当たる不愉快を避けられる。

①タオルを手に巻きつける
②手前$\frac{1}{3}$で折り返す
③折り返した手前の部分を
④手前とタオルの間にしっかりはさみ込む

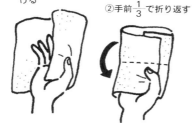

顔の清拭のテクニック

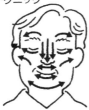

顔の中心部から外へ向かって拭く

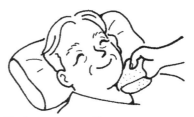

耳の後ろ、あごの下、首の下などもていねいに

手の清拭のテクニック

手首から腕の付け根に向かって拭く。脇の下も忘れずに

胸の清拭のテクニック

乳房のまわりを円を描くように拭く

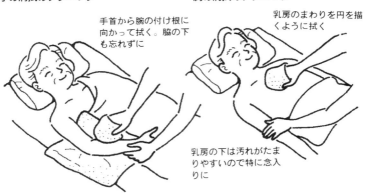

乳房の下は汚れがたまりやすいので特に念入りに

第 7 章　患者様の生活介護

図 7 −18−②　清拭の仕方

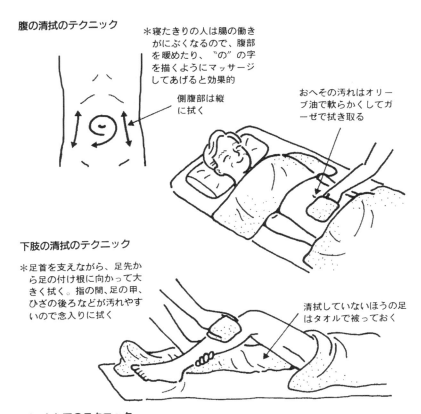

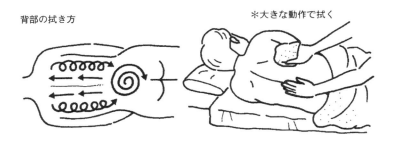

6 安楽な体位

　体の状態や病状にあった体位を用具を使って工夫します。

　体位保持のため、枕などを使用する場合は、体の支持面を広い範囲で支えるようにあてます。

　同じ体位は2時間が限度です。

(1) 安楽な体位の工夫

　病気や障害の患者様の苦痛を和らげ安楽に過ごすための援助体位はいろいろあります。

☆　仰臥位…仰向けに休む

☆　腹臥位…うつ伏せに休む

☆　半座位…ベットの半分位を起こす（60度位）

☆　ファーラー位…（40〜50度）

☆　セミファーラー位…ベッドの上を少し起こす（20〜30度）

(2) 体位交換の利点

☆　床ずれ（褥瘡）や拘縮の予防

☆　体の痛みを和らげます

☆　背中や腰の蒸れを防ぎます

☆　気分転換を図ります

(3) 体位交換の手順と注意

☆　自分でできる人は声かけをする

☆　介助するときは一つの動作ごとに声をかけます

☆　急に動かすことで、気分が悪くなったり、骨折したりします

☆　表情を見ながら優しく行います

第 7 章　患者様の生活介護

☆　麻痺側の手や足は特に注意して行います

☆　背中や腰をタッピングします

☆　寝具や衣類のシワを直します

☆　圧迫やずれは褥瘡ができやすくなります

⑷　**より良い生活介護を行う**

　信頼される介護職として、確かな知識、技術を身に付け、それぞれの介護者にあった個別ケアの実施と御家族への介護指導ができます。

　介護の受けての立場になり、いろいろな職種との連携を図りながら暖かい支援を行います。

99

図7-19 体位のいろいろ

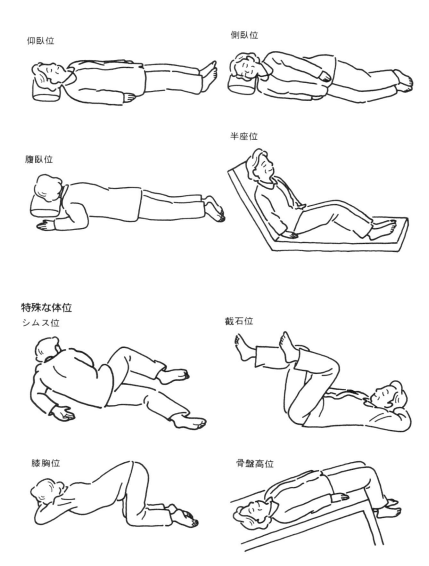

100

第 7 章　患者様の生活介護

図 7 − 20　体をより安楽にする用具

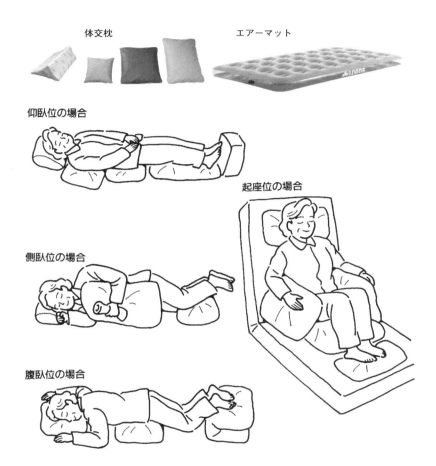

図 7-21 褥瘡の好発部位

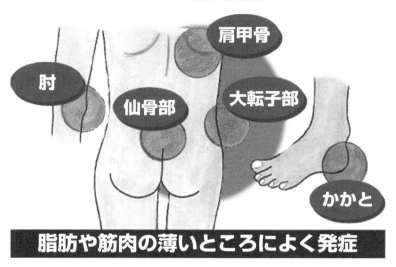

守秘義務、個人情報の保護

第8章

個人情報保護法と
守秘義務

① 個人情報保護法

(1) **個人情報の保護に関する法律**（以下、個人情報保護法）は、
利用者や消費者が安心できるように、企業や団体に個人情報を
きちんと大切に扱ってもらった上で、有効に活用できるよう共
通のルールを定めた法律です。平成15年５月に公布、平成17年
４月に全面施行されました。

(2) **個人情報保護法の改正**
情報通信技術の発展や事業のグローバル化等の急速な環境等を踏
まえ、平成27年９月に改正法が公布され、平成29年５月30日から全
面施行されました。

改正前の個人情報保護法では、5,000人以下の個人情報しか有し
ない中小企業・小規模事業者の方は、適用対象外となっていました。
しかし、改正によりこの規定は廃止され、個人情報を取り扱う「す
べての事業者」に個人情報保護法が適応されることとなりました。

個人情報とは、生存する個人に関する情報であって、氏名や生年
月日等により特定の個人を識別することができるものをいいます
（厚生労働省のガイドラインでは、死亡した人も含まれます）。

103

個人情報には、他の情報と容易に照合することができ、それにより特定の個人を識別することができるものも含みます。

2 守るべき 4 つの基本ルール

⑴　個人情報の取得・利用

　個人情報取得事業者は、個人情報を取り扱うに当たって、利用目的をできる限り特定しなければならない（個人情報保護法第15条第1項）。

　その際、利用目的はできるだけ具体的に特定し、特定した利用目的はあらかじめ公表しておくか、個人情報を取得する際に本人に通知する必要があります。取得した個人情報は、特定した利用目的の範囲内で利用する必要があります。特定した利用範囲以外のことに利用する場合は、あらかじめ本人の同意を得なければなりません（個人情報保護法第16条1項）。

　「要配慮個人情報」は、不当な差別、偏見その他の不利益が生じないように取り扱いに配慮を要する情報として、法律・政令・規則に定められた情報です。

　人種、信条、社会的身分、病歴、犯罪の経歴、犯罪により害を被った事実等のほか、
・　身体障害、知的障害、精神障害等の障害があること
・　健康診断その他の検査の結果、保健指導、診療・調剤情報
・　本人を被疑者または被告人として、逮捕、捜索等の刑事事件に関する手続が行われたこと
・　本人を非行少年またはその疑いがある者として、保護処分等の少年の保護事件に関する手続が行われたこと
が該当します。

　要配慮個人情報を取得する場合は、利用目的の特定、通知または

公表に加え、あらかじめ本人の同意が必要です。

⑵　個人データの安全管理措置

個人情報取扱事業者は、個人データの安全管理のために必要かつ適切な措置を講じなければならないとされています（個人情報保護法第20条）。

１）安全管理の方法について

個人データの安全管理のため講じなければならない措置は、個人データが漏えい等があった場合に本人が被る権利利益の侵害の大きさを考慮し、事業の規模および性質、個人データの取扱状況、個人データを記録した媒体の性質等に起因するリスクに応じて、必要かつ適切な内容とする必要があります。

① 　組織的安全管理措置
- ・ 　組織体制の整備
- ・ 　個人データの取り扱いに係る規律に従った運用
- ・ 　個人データの取扱状況を確認する手段の整備
- ・ 　漏えい等の事案に対応する体制の整備
- ・ 　取扱状況の把握および安全管理措置の見直し

② 　人的安全管理措置
- ・ 　従業者の教育

③ 　物理的安全管理措置
- ・ 　個人データを取り扱う区域の管理
- ・ 　機器および電子媒体等の盗難等の防止
- ・ 　電子媒体等を持ち運ぶ場合の漏えい等の防止
- ・ 　個人データの削除および機器、電子媒体等の廃棄

④ 　技術的安全管理措置
- ・ 　アクセス制御

105

- ・ アクセス者の識別と認証
- ・ 外部からの不正アクセス等の防止
- ・ 情報システムの使用に伴う漏えい等の防止

③ **個人データの第三者提供**

個人情報取扱事業者は、個人データを第三者に提供する場合、原則としてあらかじめ本人の同意を得なければなりません（個人情報保護法第23条第1項）。

また、第三者に個人データを提供した場合、第三者から個人データの提供を受けた場合は、一定事項を記録する必要があります（個人情報保護法第25条、26条）。

④ **保有個人データの開示請求**

個人情報取扱事業者は、本人から保有個人データの開示請求を受けたときは、本人に対し、原則として当該保有個人データを開示しなければならないとされています（個人情報保護法第28条）。

個人情報の取り扱いに関する苦情等には、適切・迅速に対応するよう努めることが必要です（個人情報保護法第35条）。

３ 匿名加工情報とは

匿名加工情報とは、個人情報を本人が特定できないように加工をしたもので、当該個人情報を復元できないようにした情報をいいます。

個人情報の取り扱いよりも緩やかな規律の下、自由な流通・利活用を促進することを目的に個人情報保護法の改正により新たに導入されました。

【匿名加工情報が注目されている理由】

大量の個人に関する情報を分析することで、人々の行動・嗜好などが精緻に分析できるため新たな製品・サービスの開発に役立てる

ことができると考えられます。

・東日本大震災では、携帯電話が移動した動線を分析することで、地震発生後、どこから、どのようなルートで、どれくらいの人々が移動したかということが分かりました。

この分析により、避難時にネックとなるルートがわかることで、今後の道路ネットワーク整備に活用できる可能性があります。

4 適用除外

憲法が保障する基本的人権への配慮から、

① 報道機関が報道の用に供する目的
② 著述を業として行う者が著述の用に供する目的
③ 学術研究機関等が学術研究の用に供する目的
④ 宗教団体が宗教活動の用に供する目的
⑤ 政治団体が政治活動の用に供する目的

個人情報を取り扱う場合には、個人情報取扱事業者の義務は適用されないこととされています（個人情報保護法第76条第1項）。

また、これらの者に個人情報を提供する行為には、個人情報保護委員会はその権限を行使しないこととされています（個人情報保護法第43条第2項）。

5 個人データの漏えい等

個人情報取扱事業者には、「個人データの漏えい等の事案が発生した場合等の対応について」（平成29年委員会告示第1号）に基づく措置が求められています。

個人データの漏えい等の事案が発覚した場合に講ずるべき措置としては、

① 事業者内部における報告、被害の拡大防止

② 事実関係の調査、原因の究明

③ 影響範囲の特定

④ 再発防止策の検討・実施

⑤ 影響を受ける可能性のある本人への連絡等

⑥ 事実関係、再発防止策の公表

があげられています。

　また、内容によって、個人情報保護委員会等への報告が求められ
ています。

⑥ 罰則

　国は事業者に対して、必要に応じて報告を求めたり立入検査を行
うことができます。

　また、実態に応じて、指導・助言、勧告・命令を行うことができ
ます。

　監督に従わない場合は、罰則が適用される可能性があります。

・　国からの命令に違反

　　1年以下の懲役又は100万円以下の罰金

・　虚偽の報告

　　50万円以下の罰金

・　従業員が不正な利益を図る目的で個人情報データベース等を提
　供・盗用

　　1年以下の懲役又は50万円以下の罰金（法人にも罰金）

⑦ 医療と個人情報保護法

⑴　情報の収集・活用・提供

同意に基づいた適切な情報収集⇒文章による同意

　　　　　　　　　　　　　　事前通知による黙示の同意

第8章　個人情報保護法と守秘義務

　同意なしの診療行為は傷害とみなされる場合があります。

　情報の活用⇒一般的に収集した情報は、診断や治療、患者サービ
　　　ス等に活用されます。

　情報の提供⇒原則、患者の同意に基づいて実施されることになり
　　　ます（緊急時等の一部例外事項を除く）。

　検査結果や身体所見等、医学的な情報を活用して医師は診断します。その結果は、新たな情報となって患者にフィードバックされます。また、院外処方箋や診療情報提供書を通じて、他の医療機関に情報提供される場合も多いです。患者さんの意識がない時や緊急時には、覚醒後に事後承諾を得ることを前提に家族等の第三者に情報提供することも考えられます。

⑵　**個人情報保護と守秘義務**

　医療の世界には、「ヒポクラテスの誓い」から綿々と守秘義務という考え方が存在します。医療関係者であれば、どんな職種であっても「業務上知り得た秘密は漏らしてはならない」というルールを遵守しなければなりません。

　同時に各法において守秘義務は定められおり、違反すれば罰則規定が適用されます。

　個人情報保護法は、この守秘義務に「患者の同意」という概念を加えたものです。つまり、インフォームドコンセントが、法律として義務付けられました。

　患者に対して日常的に「説明と同意」を行っており、なおかつ守秘義務も遵守している医療機関であれば、ことさら個人情報保護法に過敏になることはありません。

　個人情報保護法：医療機関・介護施設のすべての従事者に個人情
　　　　　　　　　報の保護が求められます。

　守秘義務に関する法律：業務上職務上、知り得た情報や秘密を漏

109

らしてはいけません。

＊刑法134条（医師、薬剤師、医薬品販売業者、助産師）

＊保健師、助産師、看護師法第42条の 2

＊診療放射線技師法第29条

＊臨床検査技師等に関する法律第19条

＊介護保険法第69条の37

① 個人情報が漏えいした場合

・ 事業者は、安全管理措置や従業者への監督義務が適切に行われなかったのではないかと、責任を負う可能性があります。

・ 従業者に対しては、刑法や各資格法で規定されています。守秘義務違反に資格を有しない従業者についても関係法律により、守秘義務違反に問われる可能性があります。

・ 漏えい等により権利を侵害された者から、民事上の責任を問われる可能性があります。

② 医療介護情報の重要性

・ 医療、介護では、個人の氏名や住所とともにその人の健康状態や生活の状況、家族関係に関わる情報を扱います。

・ 日常業務では、「非常に大切な情報を取り扱っている」という意識を高めることが大切です。

・ 職業倫理として、個人を特定できない情報（個人情報に該当しない）であっても目的外利用は不可となります。

③ SNS と個人情報、プライバシー

・ SNS のプライバシー設定が不十分であったり、友人側の操作などにより、自分の意図しない範囲まで情報が広がってしまう事例が発生しています。

・ SNS とはいっても、インターネット上に個人に関する情報を公開していることに関わりなく、自分の手の届かないとこ

第 8 章　個人情報保護法と守秘義務

ろに拡散していく危険性があります。

- ・　SNS の場合、写真などの投稿により友人のプライバシー情報を公開することになる点にも留意が必要です。

- ・　どの情報を他人に公開してもよいと考えるかの基準は、人により異なります。友人に関する情報を掲載する場合は、事前に許可を取ることを原則とするべきでしょう（総務省　安心してインターネットを扱うために「国民のための情報セキュリティ」）。

④　安全管理のために必要かつ適切な措置

組織的な観点からの必要な措置と技術的な観点からの必要な措置に分けられます。

組織的な措置：個人情報漏えいの取り扱いに関する内部規定の整備、安全管理者の設定、安全確保のために組織の整備、従業者に向けた研修の実施等。

技術的な措置：コンピューターへのファイアーウォールの構築、情報の暗号化、データベースの制限等

③　**プライバシーポリシー**

プライバシーポリシーとは、「情報の管理についての宣言」と考えることができます。

医療機関においても、その組織がどのような考え方に基づいて情報の収集・活用・管理をしようとしているかを公表することが求められています。

プライバシーポリシーは、単なる決意表明ではなく、患者との約束事であり、情報に関する方針や施策はこのポリシーに則した形で進められることになります。

患者に公表するためのツールとしては、院内掲示が第一番に挙げられます

111

⑷　プライバシー保護の限界

　医療という、個々の患者や疾患に対応を迫られる産業では、プライバシー保護は、絶対的な条件です。同時に、個人を特定するための業務も必要とされ、どの医療機関も矛盾を抱えていることになります。

　個人情報の観点からでは、名前を公表しないほうがベターですが、患者誤認を防止する立場からは、なるべく確認するための情報は多いほうがよいのです。

「医療において完全なる匿名性は不可能である」

⑸　**本人の同意を得る必要のないケース**

　　①　人の生命財産の保護のために必要がある場合、かつ本人の同意を取ることが困難な場合

　　　意識不明で身元不明患者について、家族または関係者等から安否確認に対して必要な情報提供を行う場合等

　　②　法令に基づいて個人情報を利用する場合

　　　医療法に基づく立ち入り検査

　　　介護保険法に基づく不正受給者に係る市町村への通知等

　　③　公衆衛生の向上または児童の健全な育成と健全な推進のために特に必要がある場合、かつ本人の同意の得ることが困難であるとき

　　　児童虐待事例についての関係機関との情報交換等

　　④　国の機関もしくは地方公共団体またはその委託を受けた者が法令の定める事務を遂行することに対して協力する必要がある場合、かつ本人の同意を取ることにより当該事務の遂行に支障を及ぼすおそれがあるとき

　　　統計法第2条第7項の規定に定める一般統計調査に協力する場合

日常に起こり得ること！！！

事例1　診察室の声が中待合室で待っている患者・家族に聞こえてしまう。

事例2　同僚と帰宅途中に立ち寄った喫茶店で、患者さんの話をしたら患者さんのことを知っている関係者に聞かれてしまい、病院に通報された（不用意な会話にご注意を）。

事例3　小さな声で患者さんを呼んで、耳の聞こえにくい患者さんが数人いて、患者の取り違えに繋がるところだった。

事例4　患者さんの友人から「入院してますか？」と電話があった。

事例5　電子カルテを開けたまま、他の患者さんから呼ばれて席を立ってしまった。

事例6　誤送信による情報漏えい

事例7　ブログによる情報流出

皆で意識を高め、情報漏えいを防ぎましょう！

　今、医療現場では、多くの個人情報が活用され、医療に貢献しています。これと同時に患者の個人情報に対する意識も高まっています。

　このような状況において、ひとたび、情報漏えいが起これば、患者さんやその家族からの信頼を損なうことになりかねません。そして、医療機関の信用をも失くしてしまいます。

　一人ひとりが個人情報保護の意識を高め、情報漏えいに対する危機感を持つことが、最大の安全対策になるのではないでしょうか。

⑹　**法制定で医療は**

　「安全で安心できる医療」は、あらゆる医療機関の究極の目標です。

　そして患者さんもそれを望んでいます。

　個人情報保護法という新たな取り組みによって安心して受診でき

る環境が作られれば、医療機関と患者の距離は急速に近くなります。

　法制定は、「患者のための医療」を実現するためのものでもあります。

　　（引用文献）

　　個人情報保護に関する法律についてのガイドライン（通則編）

　　個人情報保護委員会

　　個人情報保護法ハンドブック　個人情報保護委員会

看護補助者業務における医療安全と感染防止等

第9章

安全対策

　私たち医療現場に勤める者の最大の役割とは、患者が安心して入院生活を送ることができる環境を提供することにあります。安心・安全な医療を提供することは病院としての社会的な責任とも言えるでしょう。

　そのためには、医療に携わる全ての職員が患者の安全を最優先に考え、行動することが重要となります。

　ここでは医療安全に関する基本的な考え方、事故防止に対する心構えについて説明します。

1 安全な医療とは

　近年、医療現場における医療事故の発生が社会的にも大きく取り上げられています。

　勿論、事故を未然に防ぐためのシステムの構築と、職員が一致団結して取り組む姿勢が大切ですが、「人は間違いをおかすもの」という観点にたち、事故が起きた場合においても病院全体の問題として捉え、再発防止に向けて情報を共有して、対策をたてることが重要です。

115

2 医療安全に関する用語

①医療事故：医療の全過程において発生する全ての人身事故。過失が存在するものと医療行為とは直接関係しない事象（転倒・転落など）までを含む。

②医療過誤：医療の過程において医療従事者側に過失があった有害事象。業務上の注意を怠ったことにより患者に被害を与える結果に至る事象。

③インシデント：患者に直接的被害を及ぼすことはなかったが「ヒヤリ」「ハット」した出来事。患者には実施されなかったが仮に実施されていれば何らかの被害が予測される場合。

3 医療安全に向けた取り組み

医療現場には、それぞれ組織にあった安全対策マニュアルが存在します。マニュアルの整備と遵守は、医療安全における基本中の基本となりますので、マニュアルに則った行動をとることで安全が確保されることが理想です。しかし、マニュアルは人が実践するものであり、あらゆる事象を完全にカバーするものではありません。

先にも述べましたが「人は間違いをおかすもの」であり、重要なのは医療現場では常にエラーの要因が潜んでいるという認識を持つことです。言い替えれば事故を完璧に防ぐ手段はないということになります。

しかし、一人の力では限界があるとしても、日頃から職員同士のコミュニケーションを良好に保つことで防げるエラーがあります。現場で働く職員の一人ひとりが医療安全に関する知識、技術をしっかり持ち、チームで取り組むことが安全な療養環境の提供をより可

能なものにします。

4 医療事故の要因

医療事故の要因として多いのは、「当事者の行動」に関する要因です。これは観察や確認を怠った結果、発生した事象のことを指します。次に「人的要因」「環境、設備」と続きます。

人的要因には次のようなものが挙げられます。

　　⎡ 知識不足：物事に対する必要な知識量の足りなさ 　　⎤
　　｜ 能力不足：技量の不足、業務を遂行する力の足りなさ 　｜
　　｜ 失念：うっかり忘れる、ど忘れ 　　　　　　　　　　｜
　　⎣ 錯誤：思い込み、思い違い 　　　　　　　　　　　　⎦

5 ハインリッヒの法則

ハインリッヒによる労働災害の分析では、「1件の重大事故の陰には29件の軽度の事故と300件の同種インシデントが存在している」と言われており、医療現場で起こる事故においても同じことが言えます。

事故の背景に隠れているインシデント事例から事故につながる要因を多角的に分析していく取り組みが事故防止のカギとなります。

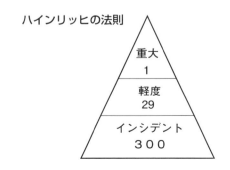

6 「おかしいな」と思ったら声に出しましょう

　自分が行った行為でなくても、目の前にある情景に違和感を覚えることがあると思います。

　それはきっと何かが違っているのかも知れません。「私の思い過ごしだ」とその場を終わらせず、近くにいる職員へ声をかけるなどの確認をとりましょう。

　「何か変だ」と感じることが事故を未然に防ぐことにつながります。

7 事故が起きてしまったら

　先ずは冷静に状況を把握し、患者に身体的被害が及んだ場合には発生した障害を最小限にとどめるために医師、看護師などを呼び、患者の安全確保を最優先にします。

　緊急対応を必要としない場合においても、速やかかつ的確に上司へ内容の報告をする必要があります。

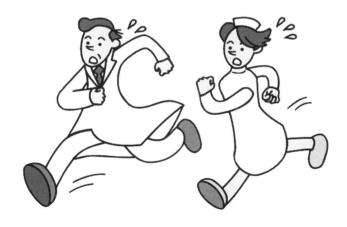

第 9 章　安全対策

8 医療事故報告

①事故（インシデント・アクシデント）報告書の目的

インシデントやアクシデントの内容を報告し、その事象に関する情報収集、分析を行い全職員が共有することで、個人の問題としてではなく病院全体の問題として、再発防止に役立てることを目的としています。したがって、報告書の作成をネガティブに捉えず、医療安全における大切な情報と考え、速やかに提出することが大切です。

②報告の対象となる内容

・医療の過程で医療者側に不適切な行為があった場合※

・不適切ではなかったが予期しない不都合が生じた場合※

・患者側からの苦情（医療行為に関するもの）

・要因が患者側にあると思われる不都合な事象（転倒・転落、無断離院、自殺、チューブ類の自己抜去など）

ただし、院内感染や盗難、暴行、職員の針刺し、医療行為に関連のないクレームなどは対象外となります。

※与薬、注射、処置、器械操作、食事、誤嚥、熱傷など

③報告書の作成

「ありのままの状況を記載」しましょう。

例えば、患者が床に倒れていた場合、実際転倒するところに居合わせたのでなければ、「自室の床に横たわっていた」という表現となります。次に「抱き起してベッドへ誘導した」と対応した行為内容を記述することになります。

必要な情報のみ記録として残し、主観や憶測は記載しません。

119

9 安全の文化は一日にして成らず

　今までお話をしたように、医療安全に向けた取り組みは個人の力にのみに頼るのではなく、職員全員が手を取り合って「患者の安全を守る」「安心、安全な医療を提供する」という意識を高めていかなければなりません。

　そして、その安全文化は急に根付くものでも、高まるものでもありません。医療（介護）の現場で働く職員がそれぞれの安全対策における役割を果たしつつ、お互いを助け合い、情報を共有しながらチームとして、組織として醸成させていきます。

　現場で直接ケアのサポートをされている皆さんは欠かすことのできないチームの一員です。どうか皆さんも安全に関する知識や技術を高め、医療安全の一翼を担っていかれることを願います。

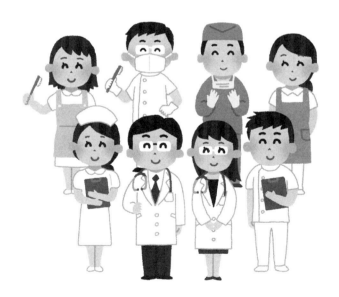

第10章

感染対策

院内感染とは

　主に医療施設において、入院後48時間後に感染が発症した患者あるいは医療従事者が感染した場合をいいます。感染の成立は、医療施設外からの病原微生物の持ち込みによる感染（外因性感染）と自己の持っている常在細菌叢による感染（内因性感染）があります。

1 院内感染に関連するもの

　抗菌薬の多用や乱用により感染しやすい患者が増加しています（菌交代症）。

　院内には高齢者、小児、抗がん剤治療患者など免疫力が低下している患者が多くいます（易感染者）。

　環境因子として、医療施設を出入りする医療従事者、外来患者や見舞客なども感染の伝播を拡大する恐れがあります。また、治療や処置に使用する器具（膀胱留置カテーテル、点滴のカテーテル、人工呼吸器など）が感染に関連することもあります。

2 標準予防策（スタンダード・プリコーション）とは

　すべての患者の血液、体液（汗を除く）、粘膜、損傷皮膚に触れる

場合は、感染性があるものとして扱います。具体的には、個人防護具（PPE[1]）を着用し、手指衛生を行います。

3 感染経路別対策
（感染経路別対策は、**標準予防策に加えて実施する**）

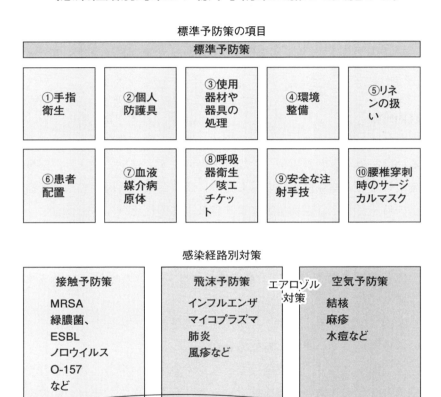

標準予防策の項目

---

1 PPE：Personal Protective Equipment

第10章　感染対策

⑴　**接触感染対策（MRSA[2]、MDRP[3]、ESBL[4]、O-157[5]、ノロウイ
　ルス、SARS[6]、MERS[7]、COVID-19[8]）**

接触感染は、感染者との直接接触や汚染された器具を介した間接
接触することで起こります。医療従事者や介助者の汚染された手指
などを介して伝播します。

①　環境づくり

・　個室管理が望ましいが、できない場合は大部屋に同じ感染
　症の患者を集めカーテンで仕切り隔離を行います。

・　リネン類の交換時は、病原微生物をまき散らさないように
　静かに行い、無造作に床に置いたりせずビニール袋に入れる
　などして洗濯に出します。

・　患者に使用する看護物品などは可能な限り専用とし、病室
　から持ち出さないようにします。

・　ドアノブ、手すり、床頭台、ベッド柵、サイドテーブルな
　どの高頻度接触面は、アルコールや4級アンモニウム塩含有
　清拭クロス、0.02～0.05％次亜塩素酸ナトリウム液などで1
　日1回以上は清拭します。

・　体温計や血圧計のプラスチック部分は、70％以上アルコー
　ルで清拭します。

2　MRSA：メチシリン耐性黄色ブドウ球菌

3　MDRP：多剤耐性緑膿菌

4　ESBL：基質特異性拡張型ベータラクタマーゼ

5　O-157：腸管出血性大腸菌

6　SARS：重症急性呼吸器症候群

7　MERS：中東呼吸器症候群

8　COVID-19：新型コロナウイルス

123

② 医療従事者が感染媒体にならないために
- 手指衛生の実施が重要であり、基本は手洗い（流水と石鹸）を行います。手指消毒は、速乾性アルコール製剤を使用し、適切なタイミング（図10－1）で行います。ただし、アルコール消毒が効かないノロウイルスやクロストリジウム・ディフィシル感染が疑われる患者に接した後は、手洗いを実施します。
  医療従事者の手指衛生を適切なタイミングで行い、遵守率を向上させることで院内感染は減少します。
- PPE の着用（図10－2）

② **飛沫感染対策（インフルエンザウイルス、マイコプラズマ肺炎、風疹、流行性耳下腺炎：ムンプス、SARS、MERS、COVID-19）**
飛沫感染は、咳、くしゃみ、会話、吸引施行時などに飛び出す飛沫に含まれる 5 μm 以上の大きさの微生物によって感染します。感染者と 1 m 以内の距離で接触することで伝播するとされています。通常は、2 ～ 3 m 離れると飛沫は届かないと言われています。

① 環境づくり
- 個室管理が望ましいが、できない場合は大部屋に同じ感染症の患者を集めカーテンで仕切り隔離を行います。
- 咳やくしゃみをする場合は、口と鼻をティッシュペーパーなどで覆い飛沫の拡散を避けます（咳エチケット）。

② 予防策
- 手指衛生（手洗い、手指消毒）を実施します。
- 患者の 1 m 以内でケアや処置を行う場合には、サージカルマスクを防護的に着用します。また、患者にも病状に応じてマスク着用を促します。

③ **エアロゾル感染とは**

第10章　感染対策

・飛沫感染の延長で、病原体を含む液体が霧やガスのような状態で空気中に漂い感染する（ウイルスが飛沫より細かい粒子になったためにすぐに地上に落ちずにしばらく空気中を漂う）。

エアロゾル感染対策（COVID-19）

・高性能フィルターが採用されている空気清浄機を使用する

・十分な換気を行う

・こまめに石鹸で手洗いするか、アルコール手指消毒剤で消毒する

・感染リスクが高い場所への外出はなるべく避ける（３つの密、環境を避ける）

(4)　**空気感染対策（結核、麻疹、水痘）**

空気感染とは、微生物が長時間空中に浮遊し、長距離移動し感染することをいいます。口や鼻から水分を含んだ飛沫が乾燥したのち、約１～２ μm の病原体が浮遊または埃に付着し舞い上がり、広くまき散らされます。

①　環境づくり

・　患者さんを陰圧個室に収容します。

・　麻疹、水痘については原則抗体を持っている職員が対応します。抗体のない職員は、N95マスクを着用し対応します。

②　予防策

・　ワクチン接種を行います（抗体の獲得）。

・　N95マスクの使用します。

N95とは、0.3μm以上の微粒子を95％以上ろ過できることを意味しています。

(5)　**感染対策の具体的な方法**

〈交換のタイミング〉

125

ある患者の処置から別の患者の処置に移る前や同じ患者でも各処置ごとに行なう。

（手袋をつける前に手指衛生を行う）

〈外すタイミング〉

使用直後

　汚染されていない物品や環境表面に触れる前、手袋を外した後、必ず手指衛生を行う。

（手袋を外した後、手指衛生が必要な理由）

　手袋を外すとき手を汚染することがあります。また、手袋には微少な穴があいていることや使用中に破れることもあります。

第10章　感染対策

図10-1　【手指衛生5つのタイミング】

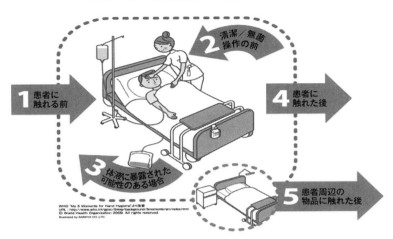

サラヤホームページ引用

【アルコール手指消毒剤を用いた手洗い】

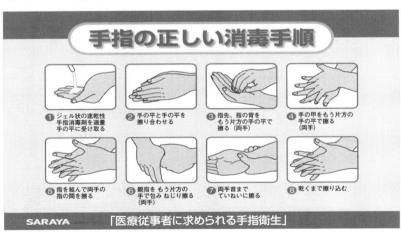

衛生的手洗
①手洗い剤と流水による手洗
②アルコール手指消毒剤を用いた手洗い（短時間で効果的な手指衛生を行うことができる）

127

図10－2 【個人防護具：PPE の着用場面例】

○　必ず必要　　△　場合によって必要　　　　　　　　（施設の感染対策に準ずる）

		手袋	サージカルマスク	エプロン	ゴーグルフェイスシールド
食事	食事介助経管栄養・哺乳	△	○せき、むせこみがある場合	△	△
清潔	清拭	○	○	△	
	口腔ケア	○	○	△	△
	陰部洗浄	○	○	○	△
	髭剃り	○	○	△	△
排泄	おむつ交換	○	○	○	
	膀胱留置カテーテル取り扱い	○	○	○（尿破棄）（ガウン）	△
環境整備	清掃	○	○	○	
	血液・体液汚染箇所の処理	○	○	○	△
	吐物処理	○（2重手袋）	○	○（ガウン）	○

【個人防護具：PPE の使い方】

一般社団法人 職業感染制御研究会より引用

着け方の順序

ガウン・エプロン
⇩
マスク
⇩
ゴーグル・フェイスシールド
⇩
手袋

外し方の順序

手袋
⇩
ゴーグル・フェイスシールド
⇩
ガウン・エプロン
⇩
マスク

第10章　感染対策

＜マスク、手袋の着脱方法＞

着用方法

ノーズピースに折り目を
つける

ゴムひもを耳にかける

ノーズピースを顔の形に
合わせる

蛇腹を伸ばし鼻と口を
覆う

脱ぐ方法

ゴムひもを持って外す

マスクを廃棄し手指衛生を行う

注　使用後のマスク表面は微生物に汚染されている可能性があるため、触れないようにします

着用方法

手袋の手首の部分を
つかんではめます

反対の手も同様にはめます

脱ぐ方法

片方の手袋の袖口をつかむ

手袋を表裏逆になるように外す

手袋を外した手を反対の手袋の
袖口に差し込む

手袋を表裏逆になるように外す

使用済みの手袋を廃棄し、
手指衛生を行う

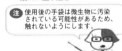

注　使用後の手袋は微生物に汚染されている可能性があるため、触れないようにします。

129

＜ガウン、エプロンの着脱方法＞

他のPPEを着用している場合の着脱順番

最も汚染されやすい手袋を最後に着用し、最初に脱ぐのがポイントです。

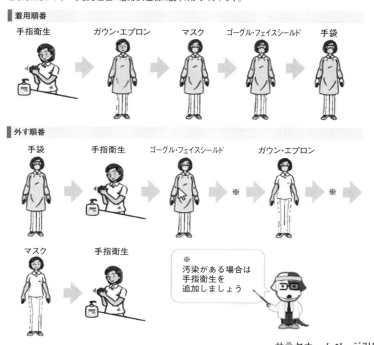

サラヤホームページ引用

第10章　感染対策

図10－3　【次亜塩素酸ナトリウム希釈方法】

塩素消毒の方法　次亜塩素酸ナトリウムを水で薄めて「塩素消毒液」を作ります。なお、家庭用の次亜塩素酸ナトリウムを含む塩素系漂白剤でも代用できます。

＊濃度によって効果が異なりますので、正しく計りましょう。

製品の濃度	食器、カーテンなどの消毒や拭き取り 200ppmの濃度の塩素消毒液		おう吐物などの廃棄（袋の中で廃棄物を浸す）1000ppmの濃度の塩素消毒液	
	液の量	水の量	液の量	水の量
12%	5ml	3L	25ml	3L
6%	10ml	3L	50ml	3L
1%	60ml	3L	300ml	3L

▶製品ごとに濃度が異なるので、表示をしっかり確認しましょう。
▶次亜塩素酸ナトリウムは**使用期限内**のものを使用してください。
▶おう吐物などの酸性のものに直接原液をかけると、**有毒ガスが発生することがあります**ので、必ず「使用上の注意」をよく確認してから使用してください。

厚生労働省ホームページ引用

（備考）　濃厚接触者にならないためのポイント

①感染予防策の徹底
　・手指衛生と手指衛生のタイミングを理解し実施します
　・個人防護具の正しい着け方、外し方をマスターします。

②環境整備
　・施設の感染対策マニュアルを遵守します。

③換気
　・30分に1回5分程度窓を全開あるいは、常時換気10～20cmを目安に窓を開けておきます。

④廃棄物
　・ハザードマークのついた感染性廃棄物容器に棄てます。

⑤患者寝具類の洗濯
　・「医療機関における新型コロナウイルスに関する危険のある寝具類の取り扱い」（厚生労働省医政局地域医療計画課事務連絡令和2年4月24日）

⑥食器の取り扱い

・中性洗剤で80℃の熱水にて5分以上の消毒後、よく乾燥させます。

⑦健康管理

　・日頃より体調に留意し、いつもと違う症状を自覚した場合は、出勤前に体温測定などを行ない、施設の感染対策マニュアルに従い行動する。

⑧感染媒体に注意

　・パソコンキーボード、マウス、携帯電話（スマホ）等の電子機器の消毒をする。

付　章

医療・看護用語集

医療・看護用語の略語

≪A≫	
ADL	日常生活動作
アセスメント	評価・査定
アナムネ（アナムネーゼ）	病歴のこと（現病歴、家族歴、既往歴、生活歴など）
アンプル	注射液がガラスの容器に入っている物
罨法（あんぽう）	患部に温熱、または冷感刺激を与え炎症を和らげたり、充血あるいは疼痛を除去する治療法 クーリング（冷罨法）
AAA	腹部大動脈瘤
APO	脳卒中
Appe	虫垂炎
Adm　　　admission	入院
Amp　　amputation	切断
AED	自動体外式除細動器

133

Af	心房細動
Alb	アルブミン
ALS	筋萎縮性側索硬化症
AMI	急性心筋梗塞

≪B≫	
BB	全身清拭
BP	血圧
BS	血糖
BT	体温
BX-P	胸部レントゲン　　　cx-p
BW　または　WT	体重
BX　　biopsy	生検
BMI	体格指標
バルーン	尿道カテーテル ＊膀胱洗浄（尿道カテーテルの中を洗浄し 　管の詰まりを解消する方法）

≪C≫	
CT	コンピューター断層撮影
CDC	米国疾病管理予防センター
COPD	慢性閉塞性肺疾患
CPR	心肺蘇生法
CFS	大腸ファイバー
CV カテーテル	中心静脈カテーテル
CW	介護士
CE	臨床工学技士

付　章　医療・看護用語集

CCU	冠動脈疾患集中治療室

≪D≫	
DIV	点滴静脈注射
DM	糖尿病
DIC	経静脈性胆道（管）造影（点滴法）
DIP	点滴静脈注射腎盂造影
Dr	医師　　　　Dr コール（医師呼び出し）
デク（デクビ）	褥瘡
デブリードメント	褥瘡掻把　（剝離）

≪E≫	
ENT（ドイツ語）	退院　　（エント、エントラッセン）
ECG	心電図
ESR	赤沈　赤血球沈降速度
Echo	超音波検査
EEG	脳波
ERCP	内視鏡的逆行性膵胆管造影
ET	ストーマケア専門家
ER	救急処置室
EST	電気ショック療法

≪F≫	
FBS	空腹時血糖
FB　（フットバス）	足浴
Fx　fracture	骨折
Fa	家族

135

FFP	新鮮凍結血漿

≪G≫	
GE	グリセリン浣腸
GF	胃カメラ
GTT	ブドウ糖負荷試験

≪H≫	
HAV	A 型肝炎ウイルス
Hb　　　ヘモグロビン	血色素量
HBV	B 型肝炎ウイルス
HCC	肝細胞がん
HCV	C 型肝炎ウイルス
HD	血液透析
HR	心拍数
HT	高血圧
HIV	ヒト免疫不全ウイルス
HCU	高度治療室（一般病棟と集中治療室 ICU の中間）

≪I≫	
IC	説明と同意：インフォームドコンセント
ICU	集中治療室
ID	個人識別カード
im/IM	筋肉注射
iv/IV	静脈注射
IVH	中心静脈栄養

付　章　医療・看護用語集

≪J≫	
JCS	日本式昏睡尺度　3-3-9度方式

≪K≫	
血ガス	血液ガス分析

≪M≫	
MAP	濃厚赤血球　　　　　ブルート（血液）
MDL	胃透視
ME	医用工学
MSW	医療ソーシャルワーカー
meta	転移
MG（独）GU	胃潰瘍
MI	心筋梗塞
MK（独）	胃癌
MMK（独）	乳癌
MRI	磁気共鳴画像診断法
MRSA	メチシリン耐性黄色ブドウ球菌
M-T	胃チューブ

≪N≫	
NS	看護師
NC　ナースコール	看護師呼び出し
NICU	新生児集中治療室

≪O≫	
OMI	陳旧性心筋梗塞

137

Ope	手術
OR	手術室
OT	作業療法

≪P≫	
P	脈拍　　　　　　PR（脈拍数）
P・B	部分清拭
PM	ペースメーカー
PO	経口　　　　　NPO：禁飲食
PSW	精神医学ソーシャルワーカー
PT	理学療法
Pt	患者
PTSD	心的外傷後ストレス障害
PFT	肺機能検査
P-トイレ	ポータブルトイレ
PICU	小児集中治療室

≪Q≫	
QOL	生活の質

≪R≫	
RA	関節リウマチ
R	呼吸　　　　　　RR（呼吸回数）
ROM	関節可動域
RH	リハビリテーション
RK（独）	直腸癌
RMI	発症から一か月以内の心筋梗塞

138

Rp/Rx	処方

≪S≫	
S・B	シャワー浴
SC	皮下注射
SE	石鹸浣腸
SLE	全身エリテマトーデス
SS（独）	妊娠
ST	言語療法
SW	ソーシャルワーカー　　　（MSW）
SpO_2	酸素飽和度
SCU	脳卒中集中治療室

≪T≫	
TB	結核
T（Tab）	錠剤
T	体温
T.P.R	体温、脈拍、呼吸
TIA	一過性脳虚血発作
TPN	高カロリー栄養
ターゲス	血糖　　（日内変動）
ツ反	ツベルクリン反応

≪U≫	
u	インシュリンの単位
UCG	心エコー
USN	超音波ネブライザー

UV	尿量

≪V≫	
VC	肺活量
VRE	バンコマイシン耐性腸球菌
v.d.e（独）	食前
v.d.s（独）	就寝前
V/S	バイタルサイン

≪W≫	
WC	車椅子
WHO	世界保健機関
Wt/BW	体重
ワッセルマン反応	梅毒

≪X≫	
X-P	X線写真（レントゲン）

付　章　医療・看護用語集

日常使われる看護用語

嚥下	水分や食事の飲み込み
嘔吐	胃の内容物を食道、口腔を経て外へ吐き出す現象
嘔気・悪心	はきけ
緩下剤	作用の緩やかな下剤（酸化マグネシウム、マグミットなど）、刺激性下剤（ラキソベロン、ビサコジルなど）
既往歴	患者が今までにかかった病気
配膳	食事を配る
下膳	食事が終わり片付け、下げること
合併症	ある疾患に関連して起こった他の余病
環境整備	患者さんの生活する病室を気持ちよく過ごされるよう、清潔、採光、温度、清掃を整えること ベッドメーキング（ベッドを奇麗に作る）
抑制	動きを止めること
口腔ケア （口腔清拭）	一人で歯磨き等ができない患者の口腔内を清潔にする 含嗽（うがい）
気管切開	気管を切開する手術的療法。重症呼吸困難を伴う患者、気管内挿管後1週間以上の患者に実施する。
吃逆	横隔膜がなんらかの原因で刺激され、けいれんを起こしたもので、俗に「しゃっくり」と言われる
拒食	食事をすべて拒否すること

141

吸入 （ネブライザー）	蒸気吸入器を用いて咽喉頭に薬液を吸入させ、粘膜の腫脹減退、殺菌、鎮痛などを目的として行う
経管栄養法	経口的な食物摂取ができない場合、管を用いて胃や腸へ食物を送る方法（82〜84頁参照） ペグ（胃瘻）
排便 （コート）	便が出ること 軟便（柔らかい便）、硬便（硬い便）、水様便（水のような液状の便）、粘液便（ゼリー状便）、泥状便（軟らかく形のない便）
腹満	腹部膨満 鼓腸（腸にガスがたまり、膨隆すること） グル音（腸の蠕動音）
サクション	吸引
スプーター	痰
ステルベン	死亡
ヘモ	痔
体交	体位変換
ナート	縫合
エデーム（エデーマ）	浮腫　むくみ
咳嗽	セキ
タッピング	痰を出しやすくするために手の平をおわん状にしてたたく
多尿	尿量が多い。一日2000cc 以上。 糖尿病
デメンツ	認知症
導尿	尿道膀胱に管を入れて人為的に排尿させる方法

付　章　医療・看護用語集

失禁	もらすこと 尿失禁（尿を漏らすこと）
排泄介助	おむつ交換、尿便器介助、トイレ介助のこと 排尿（尿を体外へ放出すること） 排便（便を体外へ放出すること）
排尿困難	尿が膀胱から出にくい状況
ハルン	尿
頻尿	頻回に排尿回数が増えること
薬袋	薬が入っている袋
点滴　　輸液	経口的に十分に水分が摂取できない時に行う
吐血	消化管からの出血、血液を吐く
喀血	咳とともに肺から血を吐き出す
下血	肛門から血液が出ること
血痰	血の混じった痰
血尿	血液の混じった尿
血便	血液の混じった便
尖足	足先が踵のほうにのびた状態に変化したもの
拘縮	関節などの運動が制限される障害
タール便	黒色のノリのような便（光沢あり）

143

写真で見る医療・看護用具

歩行器（サークルウォーカー）

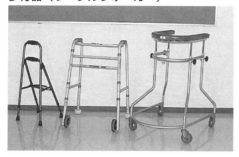

ストレッチャー

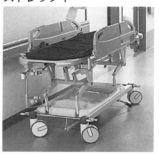

膿盆

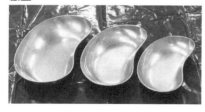

床頭台

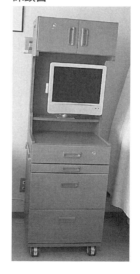

付　章　医療・看護用語集

鉗子（かんし）

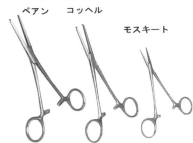

ペアン　コッヘル　モスキート

剪刀（セントウ）

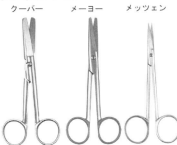

クーパー　メーヨー　メッツェン

鑷子・鑷子立て

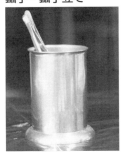

カスト

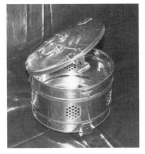

万能壺

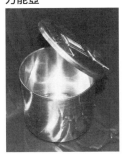

クスコ

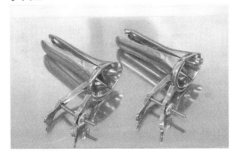

145

気管カニューレ

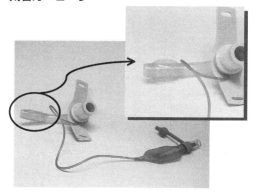

気管カニューレ挿入時

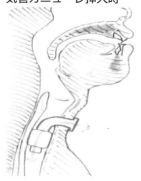
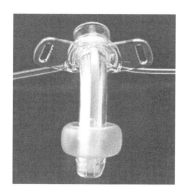

救急カート

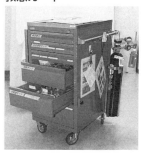

酸素チューブ・マスク類

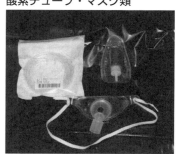

付　章　医療・看護用語集

酸素ボンベ

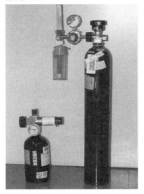

経口エアウェイ

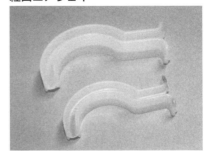

挿管チューブ・スタイレット

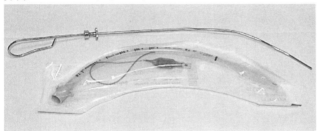

バイドブロック

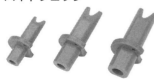
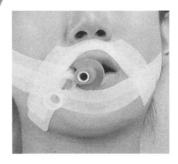

147

喉頭鏡

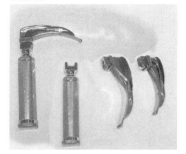

アンビューバック

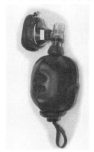

包交車

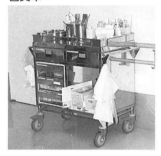

シリンジ（注射器）

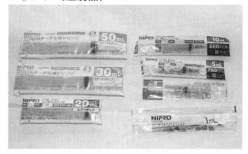

経管栄養用シリンダ

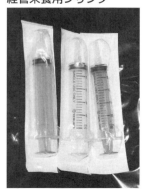

懸濁ボトル

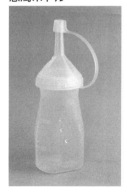

付　章　医療・看護用語集

経管栄養パック

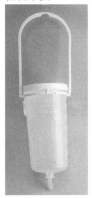

接続チューブ

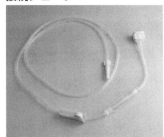

尿道カテーテル（バルーンカテーテル）

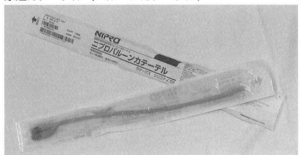

パイピング（酸素・吸引器）

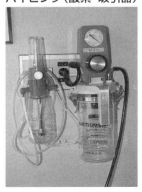

ポータブル吸引機

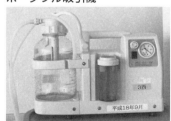

149

輸液ポンプ　　　　　点滴スタンド　ネブライザー（吸入器）

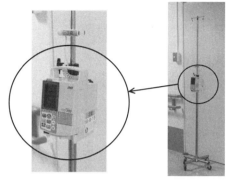
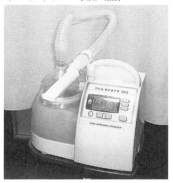

12誘導心電計　　　　　　　ベッドサイドモニター

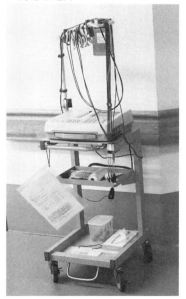
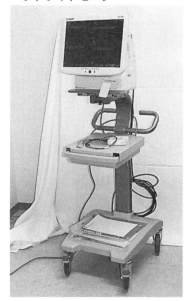

付　章　医療・看護用語集

除細動器

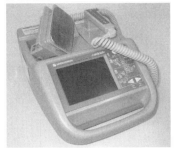

人口呼吸器

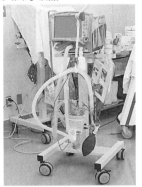

改訂11版 看護補助者のための医療現場入門

1996年 4 月 3 日	第 1 版第 1 刷発行
2002年10月 8 日	第 2 版第 1 刷発行
2005年 6 月19日	第 3 版第 1 刷発行
2010年 7 月 6 日	第 4 版第 1 刷発行
2012年 7 月14日	第 5 版第 1 刷発行
2014年 6 月22日	第 6 版第 1 刷発行
2016年 7 月21日	第 7 版第 1 刷発行
2018年 7 月18日	第 8 版第 1 刷発行
2020年 7 月15日	第 9 版第 1 刷発行
2022年 9 月23日	第10版第 1 刷発行
2024年11月 8 日	第11版第 1 刷発行

編　者　千葉県民間病院協会
　　　　看護管理者会

発行者　平　　盛　之

発 行 所　　㈱産労総合研究所
　　　　　　出版部　経営書院

〒100－0014　東京都千代田区永田町 1 －11－ 1 　三宅坂ビル
　　　　　　電話　03（5860）9799
　　　　　　https://www.e-sanro.net/

印刷・製本　中和印刷株式会社

本書の一部または全部を著作権法で定める範囲を超えて、無断で複製、転載、デジタル化、配信、インターネット上への掲出等をすることは禁じられています。本書を第三者に依頼してコピー、スキャン、デジタル化することは、私的利用であっても一切認められておりません。
落丁・乱丁本はお取替えいたします。

ISBN978－4－86326－381－9　C3047